一眼看穿系列之

胃肠道系统
The Gastrointestinal System at a Glance
第 2 版

原著　Satish Keshav　Adam Bailey

主译　郑明华

主审　周蒙滔　陈永平

译者（以姓氏汉语拼音为序）
潘陈为　温州医科大学附属第二医院、育英儿童医院
潘夏蕙　温州护士学校
祁兴顺　沈阳军区总医院
王凌云　中山大学孙逸仙纪念医院
许世豪　温州医科大学附属第一医院
郑明华　温州医科大学附属第一医院

人民卫生出版社

图书在版编目(CIP)数据

一眼看穿系列之胃肠道系统/(英)萨蒂夏·凯沙夫(Satish Keshav)原著;郑明华主译. —北京:人民卫生出版社,2018

ISBN 978-7-117-26127-2

Ⅰ.①一⋯ Ⅱ.①萨⋯②郑⋯ Ⅲ.①胃肠系统②胃肠病–诊疗 Ⅳ.①R322.4②R573

中国版本图书馆 CIP 数据核字(2018)第 033497 号

人卫智网	www.ipmph.com	医学教育、学术、考试、健康,购书智慧智能综合服务平台
人卫官网	www.pmph.com	人卫官方资讯发布平台

版权所有,侵权必究!

图字号:01-2017-0398

一眼看穿系列之
胃肠道系统

主　　译:郑明华
出版发行:人民卫生出版社(中继线 010-59780011)
地　　址:北京市朝阳区潘家园南里 19 号
邮　　编:100021
E – mail:pmph @ pmph. com
购书热线:010-59787592　010-59787584　010-65264830
印　　刷:中国农业出版社印刷厂
经　　销:新华书店
开　　本:889×1194　1/16　印张:8
字　　数:248 千字
版　　次:2018 年 3 月第 1 版　2018 年 3 月第 1 版第 1 次印刷
标准书号:ISBN 978-7-117-26127-2/R·26128
定　　价:99.00 元
打击盗版举报电话:010-59787491　E-mail:WQ @ pmph. com
(凡属印装质量问题请与本社市场营销中心联系退换)

译者序

本书最为独特的特点是清晰明了的图表配合简明的文字，呈现在两页版面上。图表的目的在于更简明地阐述概念并让人难以忘记。本书可用于课前预习，掌握讲座、课程或自主学习之余的延伸知识，然后用于考试前的复习。本书有利于初学者学习，尤其是需涉及多个系统的医学知识的初学者学习。

当我第一次看到本书，就被它的特点吸引住了，并一口气读到了结尾，爱不释手。当时便有了向国内读者推荐此系列丛书的念头。我很荣幸能够获得人民卫生出版社的大力支持与帮助，使我可以翻译并出版这本书的中文版本。我相信这本书肯定也会得到广大临床一线医务人员的欢迎和认可。这本书也会对他们的职业生涯，职业水平发生不可估量的影响。

本书在翻译过程中曾得到各位同仁、专家们的大力协助与指导，在此深表谢意！还要特别感谢温州医科大学附属第一医院与温州医科大学领导给予的大力支持与鼓励！

由于时间短，译者水平所限，不当之处在所难免，敬请广大读者予以批评指正！

郑明华

2017 年 10 月

一眼看穿系列之

胃肠道系统

The Gastrointestinal System at a Glance

本书由

2017 年度温州市科协育才工程项目资助

The publication of this book was funded by the Project of Talent Nurturing, Wenzhou Association for Science and Technology.

一眼看穿系列之

胃肠道系统

The Gastrointestinal System at a Glance

前言

本书构架

本书将胃肠道系统简要地分为四个部分进行阐述,开篇讲述该系统主要组成部分的结构和功能,接着是关于胃肠综合功能的一些章节。为了强调与实际结合的重要性,各个章节将叙及同临床相关的解剖、生理及功能学知识。第三和第四部分的内容更倾向于临床,包括最重要的胃肠道和肝胆疾病及其诊断和治疗的主要方面。内镜及放射学另开章节讲解。本书相关的网站上有各个章节的自测题,读者可用于检验自己对文章的理解和记忆情况。

本书用法

本书提供了形象且直观的图片供读者进一步学习。提供图片的目的在于更简明地阐述概念并让人难以忘怀。因此,本书可用于课前预习,掌握讲座、课程或自主学习之余的延伸知识,然后用于考试前的复习。本书有利于初学者学习,尤其是需涉及多个系统的医学知识的初学者学习。

解剖与临床

本书选择具有代表性的解剖图说明结构是如何支撑功能,而非精确的图解描述解剖细节。想要获得详尽的解剖学知识,学生可使用本系列的《解剖学》。同样,本书探讨特定疾病以阐明发病机理和普遍治疗原则,而非详尽的细节的赘述。学生可利用本书掌握正常的生理,了解疾病发病机制,以及现代临床胃肠病和肝脏病的基本处理原则。

Satish Keshav
Adam Bailey

一眼看穿系列之
胃肠道系统

The Gastrointestinal System at a Glance

目录

第一部分　结构与功能

第二部分　综合功能

第三部分　消化系统疾病

第四部分　诊断与治疗

缩略词

ACh	乙酰胆碱		**DA**	多巴胺
AFP	甲胎蛋白		**DMT**	二价金属离子转运蛋白
AIDS	获得性免疫缺陷综合征		**DNA**	脱氧核糖核酸
ALP	碱性磷酸酶		**ECL**	肠嗜铬样
ALT	丙氨酸转氨酶		**EHEC**	出血性大肠埃希菌
ANCA	抗中性粒细胞胞浆抗体		**EPEC**	致病性大肠埃希菌
APC	腺瘤性结肠息肉病		**ERCP**	内窥镜逆行胰胆管造影
5ASA	5-氨基水杨酸		**ESR**	血沉
ASCA	抗酿酒酵母抗体		**ETEC**	产肠毒素性大肠杆菌
AST	天冬氨酸转氨酶		**EUS**	超声内镜
ATP	三磷酸腺苷		**FAP**	家族性腺瘤样息肉病
ATPase	三磷酸腺苷酶		**Fe²⁺**	亚铁离子
AVM	动静脉畸形		**Fe³⁺**	铁离子
BAT	胆汁酸转运体		**FIT**	粪便免疫化学检测
BEE	基础能量消耗		**GABA**	γ-氨基丁酸
βHCG	β-人绒毛膜促性腺激素		**GIST**	胃肠道间质瘤
BMI	体重指数		**γGT**	γ-谷氨酰转移酶
BMR	基础代谢率		**GTN**	三硝酸甘油酯
BSE	牛海绵状脑病		**H⁺**	氢离子
Ca²⁺	钙离子		**H₂O**	水
cAMP	环磷酸腺苷		**H2R**	组胺 2 型受体
CCD	电荷耦合器件		**HCl**	氯化氢
CCK	胆囊收缩素		**HCO₃⁻**	碳酸氢根离子
CD	克罗恩病		**HDL**	高密度脂蛋白
CE	胶囊内镜		**5-HIAA**	五羟吲哚乙酸
CEA	癌胚抗原		**HIV**	人类免疫缺陷病毒
CFTR	囊性纤维化跨膜转导调节器		**HNPCC**	遗传性非息肉病性大肠癌
cGMP	环磷酸鸟苷		**HPN**	家庭肠外营养
CGRP	降钙素基因相关肽		**5HT**	五羟色胺
Cl⁻	氯离子		**IBAM**	特发性胆汁酸吸收不良
CLO	弯曲杆菌样微生物		**IBD**	炎症性肠病
CMV	巨细胞病毒		**IBS**	肠易激综合征
CO₂	二氧化碳		**IEL**	上皮内淋巴细胞
CoA	辅酶 A		**IF**	内因子
CRC	大肠癌		**iFOBT**	免疫化学法粪便隐血试验
CRP	C 反应蛋白		**Ig**	免疫球蛋白
CT	计算机断层扫描		**IL**	白细胞介素
CTC	计算机断层扫描结肠成像术		**IMMC**	消化间期移行性复合运动
CTZ	化学感受器触发区		**IPSID**	免疫增生性小肠病
Cu²⁺	铜离子		**K⁺**	钾离子

LDH	乳酸脱氢酶	**PYY**	多肽 YY
LDL	低密度脂蛋白	**PSC**	原发性硬化性胆管炎
MAD-CAM	黏膜地址素细胞黏附分子	**PT**	凝血酶原时间
MEN	多发性内分泌肿瘤	**RNA**	核糖核酸
Mg^{2+}	镁离子	**SBP**	自发性细菌性腹膜炎
MHC	主要组织相容性复合体	**SC**	分泌小体
MOAT	多特异性有机阴离子转运蛋白	**SGLT**	钠-葡萄糖协同转运因子
MRA	磁共振血管成像	**sIgA**	分泌型免疫球蛋白 A
MRCP	磁共振胆胰管成像	**SOD**	oddi 括约肌功能障碍
MRE	磁共振成像小肠造影	**STa**	热稳定肠毒素
MRI	磁共振成像	**TECK**	胸腺表达趋化因子
NA	去甲肾上腺素	**TGFβ**	转化生长因子-β
Na$^+$	钠离子	**TIPSS**	经颈内静脉途径肝内门体分流术
NAPQI	N-乙酰苯醌亚胺	**TNFα**	肿瘤坏死因子 α
NH^{4+}	铵离子	**TPN**	全胃肠外营养
NO	一氧化氮	**tTG**	组织型谷氨酰胺转移酶
NPY	神经肽 Y	**UC**	溃疡性结肠炎
NSAIDs	非甾体类抗炎药	**UDP**	二磷酸尿苷
OAT	有机酸转运	**USS**	超声波扫描
PBC	原发性胆汁性肝硬化	**VC**	呕吐中枢
PET	正电子发射计算机断层扫描	**VIP**	血管活性肠肽
pIgA	多聚体免疫球蛋白 A	**VLDL**	极低密度脂蛋白
PLA$_2$	磷脂酶 A$_2$	**WHO**	世界卫生组织
POMC	阿黑皮素原		

导论与概述

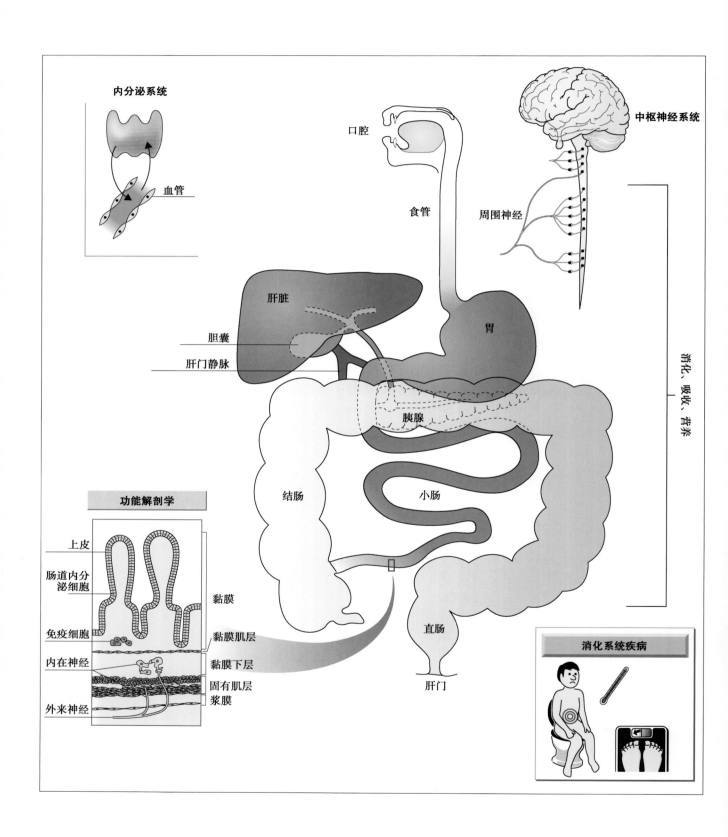

内分泌系统

血管

口腔

食管

中枢神经系统

周围神经

肝脏

胆囊

肝门静脉

胃

胰腺

消化、吸收、营养

功能解剖学

上皮

肠道内分泌细胞

免疫细胞

内在神经

外来神经

黏膜

黏膜肌层

黏膜下层

固有肌层

浆膜

结肠

小肠

直肠

肛门

消化系统疾病

结构与功能

消化系统包括从口腔到肛门包括胃肠道在内的一系列中空器官，主要分泌消化液到小肠的胰腺，以及既有消化、吸收营养功能还有重要代谢功能的肝脏和胆道系统。

肠道

在多数低等的多细胞生物体内（从水螅起），存在中空的管道，可消化吸收食物的营养部分，并排出残渣。对人类而言，这个管道的各个部分无论在结构上还是功能上都更加精密。口腔和牙齿是此管道中的第一大构造，由一个强大的肌肉管道——食管，连至胃。胃储存摄入的食物，也是主要消化过程的始发站。小肠是消化和吸收的主要部位。大肠更像是食物残渣的收容所，也可重吸收来自小肠的主要液体物质中的水份；它会受到一些常见、严重疾病的影响，如炎症性肠病和直肠癌。

胰腺

消化道的多个部位均能产生消化酶，包括口腔（唾液腺）和小肠（肠上皮细胞），但胰腺外分泌部是消化酶最大的部位。胰腺功能衰竭导致的消化不良，可通过补充人工酶缓解。

肝脏及胆道系统

没有肝脏，生存时间将以小时为单位，目前还没有人工系统可完全替代肝脏功能。肝脏是人体最大的实体器官，其基本职能包括调节蛋白、脂肪和碳水化合物的代谢，合成血浆蛋白、酮体和脂蛋白，解毒和排泄。肝门静脉循环可接收和过滤所有脾、胃肠道及胰腺回流的静脉。胆汁的产生对营养物质尤其是膳食脂肪和脂溶性维生素的消化吸收而言是必不可少的。

综合功能

消化系统由内在和外在的神经、内分泌系统共同调控，在胃肠道的运动、消化和吸收，及整体饮食和营养的调节（包括控制体重）中发挥重要的作用。

胃肠系统具有巨大的表面积，使其免遭各种原因带来的损伤，特别是摄入的食物中所含的病原微生物及定植于肠道的各种共生菌带来的威胁。肠道内的细菌约有 500~1000 种，甚至更多。粪便中细菌的含量巨大，约 $10^8 \sim 10^{10}/g$，因此，人体内的细菌总数约为 10^{13}。肠道黏膜免疫系统能抵御细菌侵袭，并防止对正常饮食组分产生不当反应。

消化系统疾病

恶心、呕吐、腹泻和便秘是常见的症状，其基本病理生理阐明了一些重要的胃肠功能。

胃肠道症状的发生通常不存在器质性病变。这些症状往往提示功能障碍，随着我们对消化道生理理解越多，我们可能发现一些新的机制和更有效的治疗方法。

胃肠道系统感染较常见，在世界范围内有较大的发病率和死亡率，包括自限性的食物中毒和危及生命的局部与全身感染。甚至消化性溃疡通常也是由幽门螺杆菌感染引起的。

尽管遗传和分子生物学研究迅速发展，一些重要疾病，如炎症性肠病，其病因尚未明确。相反，乳糜泻，另一种常见且严重的消化道炎症性疾病，病因明确，是对麦胶蛋白过度的免疫反应导致的。

结肠癌是癌症相关死亡的主要原因，我们对其分子和细胞水平的发病机制，以及其他胃肠道、胰腺及肝脏肿瘤的病理生理的理解正与日俱增。

感染或药物引起肝损害，可以是急性或慢性的。急性肝病可以迅速进展到肝衰竭，也可自发地或经过适当的治疗而缓解。慢性肝病可能导致肝硬化，其特点是全身的各种症状和体征，包括肝门静脉高压带来的影响。

胃肠道系统对于营养支持而言是必不可少的，营养失调在世界范围内仍为重大问题——饥饿、营养不良和营养过剩导致肥胖，这可能是这个物欲横流的社会最重要的健康问题。

诊断与治疗

临床评估，包括病史采集和体格检查，是诊断的基础。此外，胃肠道系统可通过内窥镜、放射影像学及特异性功能检测进行检查。内镜及放射还可用于治疗。另外，药物和手术可利用消化系统许多独特的功能和结构治疗胃肠功能紊乱。

一眼看穿系列之

胃肠道系统

The Gastrointestinal System at a Glance

第一部分

结构与功能

1 口腔和牙

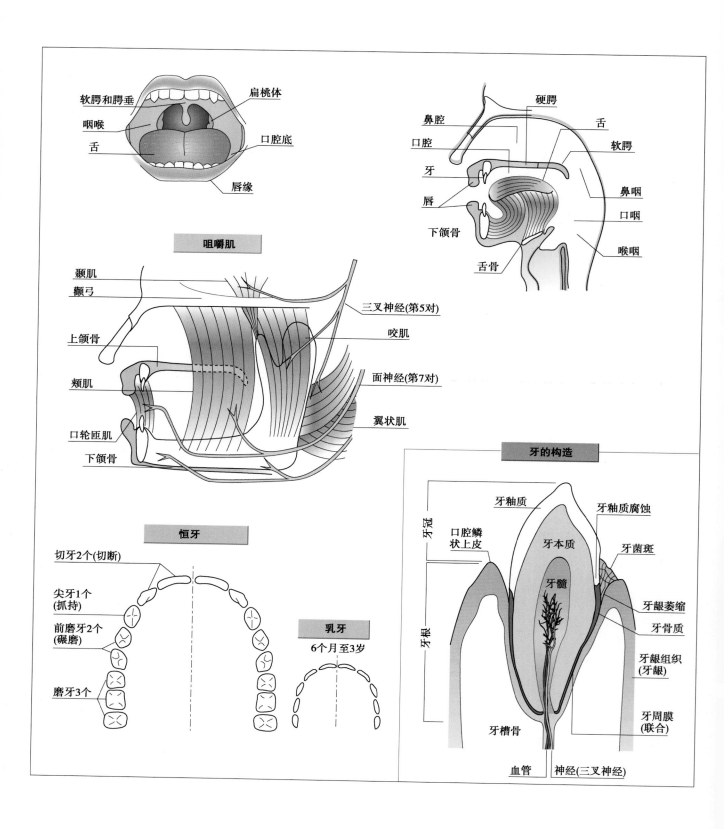

软腭和腭垂
扁桃体
咽喉
舌
口腔底
唇缘

硬腭
鼻腔
舌
口腔
软腭
牙
鼻咽
唇
口咽
下颌骨
喉咽
舌骨

咀嚼肌

颞肌
颧弓
三叉神经(第5对)
上颌骨
咬肌
颊肌
面神经(第7对)
翼状肌
口轮匝肌
下颌骨

恒牙

切牙2个(切断)
尖牙1个(抓持)
前磨牙2个(碾磨)
磨牙3个

乳牙
6个月至3岁

牙的构造

牙釉质
牙冠
口腔鳞状上皮
牙本质
牙釉质腐蚀
牙菌斑
牙髓
牙龈萎缩
牙骨质
牙龈组织(牙龈)
牙根
牙周膜(联合)
牙槽骨
血管
神经(三叉神经)

食物通过口腔和牙进入胃肠道。口腔和牙切断大块食物，通过咀嚼对食物进行搅拌、研磨、湿润，为吞咽准备好柔软、圆润的食团，并传送到该系统的其他部位。当然，唇和口腔还有其他功能。

结构

敏感、柔软而有力的双**唇**形成了口腔的前缘，它们能通过接触来评估食物，它们的柔韧性使其能封闭口腔形成各种漏斗、吸管或浅勺状来摄入液态和不同硬度的食物。唇部的主要肌肉是**口轮匝肌**。

上颌骨和**下颌骨**分别支撑起口腔顶和口腔底。下颌骨的弓状板支撑着构成口腔底的肌肉吊带，包括舌。上颌骨与颅骨其余部分相连，构成口腔顶的前部，同时构成鼻腔底和**上颌窦**的鼻侧。由结缔组织组成的**软腭**构成口腔顶的后部。

口腔侧壁由脸部肌肉，主要为**颊肌**，和支持结缔组织构成。口腔后方开口于口咽，**扁桃体**位于**咽喉**间的两侧，构成了口腔的后界。

整个口腔包括**牙龈**或牙床，都衬着不易破损的上皮，主要为**非角化复层鳞状上皮**，在嘴唇**红唇缘**变为皮肤（角化的复层鳞状上皮）。

牙长在上颌骨和下颌骨的**牙槽骨**里。婴儿出生时牙还未长出，而是以前体形式埋藏在颌骨内。在6个月至3岁之间一套暂时的**乳牙**从骨表面萌出，共20颗。在6岁至13岁之间，乳牙脱落，恒牙取代了它们的位置。**恒牙**共32颗，最后一颗磨牙，也被称为智牙，只有在青年期才有可能萌出。

牙是活的结构，每颗牙中间都有**血供和神经支配**（来自三叉神经或第5对脑神经），称为**牙髓**。围绕着牙髓的是一层叫做**牙本质**的骨质层，围绕着牙本质的是一种极其坚硬的钙化层，牙槽窝内的部分称为**牙骨质**，突向口腔的**牙冠**部分称为**牙釉质**。牙位于牙槽骨的牙槽窝内，接合处充满着一层不易磨损、稍具柔韧性的纤维组织（**牙周膜**）。牙关节旁边围绕着牙龈，牙龈是口腔内黏膜的延续。

功能

唇、脸颊和舌有助于保持食物的移动，并使食物处于有效咀嚼的最佳位置。咀嚼主要的肌肉为**咬肌**、**颞肌和翼状肌**，咬肌和颞肌有力地将下颌向上颌方向提起，翼状肌打开下颌，保持上下颌对齐，碾磨时可以向两侧、向后和向前移动颌骨。咀嚼肌由三叉神经（第5对脑神经）支配。

针对以下不同的任务，牙有专门的分工：

- **切牙**的边缘平而锋利，适合切割咬不动的食物，比如肉和结实的水果。
- **尖牙**末端尖锐、锋利，适合抓持食物，特别是肉，并撕成碎片。
- **前磨牙**和**磨牙**表面扁平、复杂，可以收集细小的食物，如谷物，并使之在上下两个牙的咬合面之间被碾碎。随着年龄的增长，磨牙的磨面逐渐被磨损。

某些**药物**能通过口腔黏膜被吸收，使**舌下给药**（放在舌头下面）成为可能。这种方式不需要吞服药物，同时被吸收的药物绕过肝脏，避免了肝脏代谢的首过效应。这种给药方式最常见的药物是硝酸甘油。

常见疾病

口腔**单纯疱疹**感染很常见，会引起**疱疹**，当人体罹患其他疾病时往往在嘴唇上长出来。严重的口腔感染往往因厌氧菌混合感染引起，但不常见。

无法照料自己口腔的患者，比如中风之后，其口角可能会出现溃疡或开裂，因此在这些情况下，注意口腔卫生非常重要。营养缺乏，特别是维生素B族和铁的缺乏，也与口边缘皲裂有关，称为**口角炎**。

浅的口腔"阿弗他"溃疡比较常见，通常与更严重的情况无关。口腔内罕见鳞状细胞癌。发生鳞状细胞癌的危险因素包括吸烟、咀嚼烟草或槟榔，后者在印度次大陆特别常见。

龋齿是最常见的牙齿疾病，随着年龄的增长导致牙齿缺失。由于细菌活动，产生的酸使牙去矿物质而导致龋齿。牙龈和牙周膜亦可发生感染，碳水化合物和**富含糖的食物残渣**残留在口中可促使其发生。**细菌**在牙釉质和牙龈之间的缝隙里生长，形成一层**牙菌斑**，并在牙菌斑中繁殖。它们的代谢产物，包括**有机酸**，损害牙釉质。牙釉质逐渐被腐蚀，牙龈萎缩使牙关节变弱。感染可以侵犯牙髓引起**脓肿**，慢性感染能破坏牙髓，使之失活。

牙齿卫生，包括刷牙、使用牙线和在饮用水中加**氟化物**以强化牙釉质，减少了龋齿的发生。

2 唾液腺

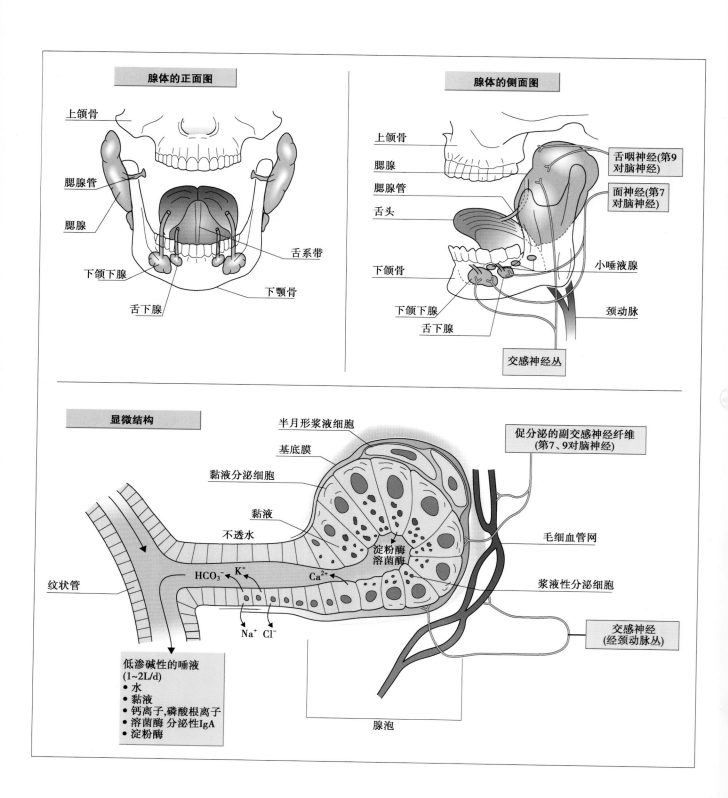

腺体的正面图

上颌骨
腮腺管
腮腺
舌系带
下颌下腺
下颚骨
舌下腺

腺体的侧面图

上颌骨
腮腺
腮腺管
舌头
下颌骨
下颌下腺
舌下腺
舌咽神经(第9对脑神经)
面神经(第7对脑神经)
小唾液腺
颈动脉
交感神经丛

显微结构

半月形浆液细胞
基底膜
黏液分泌细胞
黏液
不透水
纹状管
HCO_3^- K^+ Ca^{2+}
Na^+ Cl^-
淀粉酶 溶菌酶
促分泌的副交感神经纤维(第7、9对脑神经)
毛细血管网
浆液性分泌细胞
交感神经(经颈动脉丛)
腺泡

低渗碱性的唾液(1~2L/d)
• 水
• 黏液
• 钙离子,磷酸根离子
• 溶菌酶 分泌性IgA
• 淀粉酶

唾液能够润滑口腔及牙齿,提供抗菌及消化相关酶,并保持牙釉质化学平衡。唾液腺在结构上与胃肠道外分泌腺相似,并且有特定的调节方式。

结构

口腔内有三对大唾液腺:**腮腺**、**颌下腺**和**舌下腺**。此外,还有很多小唾液腺呈散在分布。大唾液腺通过导管,将唾液排入口腔。

腮腺是三对大唾液腺中最大的一对,位于面侧区,上缘邻接颧弓、外耳道。面神经进入腮腺,呈放射状分布,交织成丛。腮腺管穿入口腔,开口处与第2臼齿相对。

颌下腺位于下颌骨内侧,其导管开口于舌底部。舌下腺则位于颌下腺内侧。

显微镜下,唾液腺具有典型的**外分泌腺**结构。腺体外有结缔组织包绕,结缔组织深入腺体将其**分隔成小叶状**构成功能单位,即球状腺泡。腺泡内有腺腔,由单层分泌上皮细胞围成。

分泌性细胞呈**锥形**,紧附于基膜上、顶端伸向腺泡腔内。内质网和核糖体位于细胞底部,是蛋白质合成场所。高尔基体和**分泌囊泡**等位于细胞顶部,负责蛋白质运输。胞核位于细胞中央。黏液分泌细胞呈圆柱状,含有体积较大的颜色淡染的顶端颗粒。而浆液性细胞的顶端颗粒一般体积较小,染色较深。

分泌性上皮细胞合并为**分泌性小导管**,进一步汇合成较大的**导管**,从而排出唾液。

大多数唾液腺腺泡富含**血清黏蛋白**,外分泌含有蛋白质的浓稠黏液。部分细胞分泌稀薄浆液,其余细胞则主要分泌大量黏液。混合性腺泡中黏液分泌细胞为主,浆液性细胞位于腺泡外围基底膜上,形成**浆液性半月结构**。腮腺分泌浆液性唾液,其中大部分腺泡由浆液性细胞组成,而颌下腺与舌下腺主要分泌浓稠的黏液性唾液。

面神经(即第7对脑神经)和**舌咽神经**(即第9对脑神经)起于**脑桥泌涎核**,包含促分泌的副交感神经纤维。而交感神经则由**颈交感干**发出。

功能

正常成人每天分泌**1~2L**唾液,大部分被吞咽和重吸收。唾液分泌为**自主性**控制。口腔中食物刺激**孤束核**神经纤维末梢,紧接着导致**脑干的泌涎核**兴奋。食物外观、气味和人们对食物的期待,都能通过刺激大脑皮层作用于脑干泌涎核,从而引起唾液分泌。强烈的交感神经兴奋会抑制唾液分泌,这也是紧张焦虑会引起口干的原因。同样,抑制副交感神经兴奋的药物,如一些抗抑郁药、镇静剂和吗啡类止痛片,也会引起口干(**口干症**)。

唾液含有水分和黏蛋白等,可在口腔黏膜上形成一层胶状薄膜覆盖,同时可以润湿食物。唾液的润湿作用在**咀嚼**和促进食团形成中非常重要,可使得食物易于**吞咽**,还能帮助溶解食物中化学成分,使其能够更好地与味蕾结合。**味觉**是一种非常重要的感觉,它能帮助我们选择有营养的食物,避免可能有害的味道不佳的食物,或者能根据以往经验,对不好的食物产生厌恶感。

唾液中还含有 **α-淀粉酶**,能够帮助消化碳水化合物,但其作用效果可能比较微弱。

唾液中含有**抗菌酶**,如溶菌酶和**免疫球蛋白**,可以帮助预防口腔严重感染并维持口腔菌群平衡。

唾液导管细胞能分泌 K^+、HCO_3^-、Ca_2^+、Mg_2^+、磷酸盐离子和水,并且能防止水透过细胞。因此唾液腺最终的分泌产物是富含**钙和磷**的低渗性**碱性**液体。这些成分能有效地防止**牙釉质脱矿**。

常见疾病

充足的唾液不仅可以保证咀嚼和吞咽功能正常进行,并保持牙齿处于良好状态。因此,各种原因导致的口干症是会对健康产生较为严重的不良影响。**抗胆碱药物**是造成口干症的最常见因素。除此之外,自身免疫性疾病,如**干燥综合征**(Sjögren's syndrome)和类肉瘤症(sarcoidosis),也是唾液腺损伤较常见诱因。

某些情况下,唾液腺内会形成**结石**,造成堵塞,导致唾液腺水肿疼痛。

腮腺炎病毒较易攻击唾液腺、胰腺、卵巢和睾丸,具体原因不明。腮腺炎的典型表现为面部红肿。

舌和咽

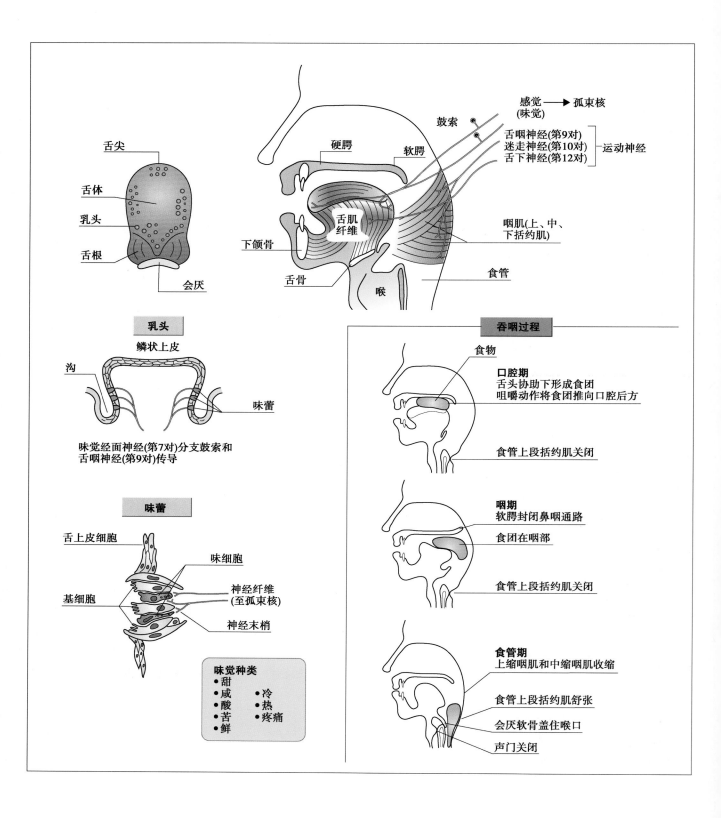

舌尖

舌体

乳头

舌根

会厌

感觉 ──→ 孤束核
(味觉)

鼓索

硬腭

软腭

舌咽神经(第9对)
迷走神经(第10对)   运动神经
舌下神经(第12对)

舌肌
纤维

下颌骨

舌骨

喉

咽肌(上、中、
下括约肌)

食管

乳头

鳞状上皮

沟

味蕾

味觉经面神经(第7对)分支鼓索和
舌咽神经(第9对)传导

味蕾

舌上皮细胞

味细胞

基细胞

神经纤维
(至孤束核)

神经末梢

味觉种类
• 甜
• 咸   • 冷
• 酸   • 热
• 苦   • 疼痛
• 鲜

吞咽过程

食物

口腔期
舌头协助下形成食团
咀嚼动作将食团推向口腔后方

食管上段括约肌关闭

咽期
软腭封闭鼻咽通路
食团在咽部

食管上段括约肌关闭

食管期
上缩咽肌和中缩咽肌收缩

食管上段括约肌舒张

会厌软骨盖住喉口

声门关闭

舌头和味蕾是口腔的重要组成部分,具有品尝食物、咀嚼和说话等多种功能。

舌头

舌头附着于下颌骨和舌骨,是一个强劲、可活动的肌性器官。舌头表面平坦,其形状类似长方形且前段顶部为椭圆形,中间有条纵向隆起延伸至舌体前端。有一层薄膜**系带**位于舌头下表面与口腔的底部之间的中线处。舌根由肌肉纤维组成并向下朝向咽部,同时会厌软骨构成其后缘。舌头由紧密排列的非角质化的复层**鳞状上皮**细胞覆盖,并与其余部位的口腔黏膜相连。舌头上表面有许多**脊状和乳头状突起**,形成粗糙的平面用于咀嚼和舔取食物,其外侧和后缘的乳突有大量的**味蕾**。味蕾中的特殊**感觉细胞**能与来自感觉神经的**树突末梢**直接联系,进行信号传导。感觉细胞被周围的上皮细胞环绕支撑,表达可与唾液溶质相结合的受体。每一种味蕾只对独特的味觉刺激敏感。

舌下神经(第 12 对脑神经)支配舌肌运动,感觉纤维行于**舌咽神经**和面部神经的**鼓索**分支。味觉纤维在中脑的**孤束核**中终止。舌头的运动也受到大脑躯体运动中枢和皮质感觉区的调节。

功能

舌头可以在口腔内随意活动,推动食物到牙齿之间进行**咀嚼**,**舔**出牙缝中的残渣并**清除**。它推动食物和水向后,启动吞咽的咽部动作。舌头对**说话**也十分重要,其调节发音的功能是通过改变其形状并选择性地开关空气通道而实现的。

味觉主要有**甜、酸、咸和苦**,以及被广泛认可的由经典的谷氨酸钠引起的第五种味觉—**鲜味**。味觉**受体**包括 G 蛋白偶联受体,离子通道和**冷、热、疼痛**感受器。此外,食物中的不同化学成分还可以激动人体大量特殊的 G 蛋白偶联的嗅觉受体。因此,食物的味道是味觉和**嗅觉**的结合。

常见疾病

舌头**麻痹**可能是由于舌下神经损伤或中风导致其与中枢联系中断引起。在运动神经元疾病中,在**去神经支配**的舌肌中常可见自发的**肌束震颤**。舌头还可能会发生鳞状细胞癌以及单纯疱疹病毒感染(见第 1 章)。舌头偶尔可能出现非病理性地色素沉着。舌炎时舌头表现为光滑,红色,肿胀,疼痛等症状,可见于维生素 B 缺乏。**口腔干燥症**会严重影响味觉,因为物质只有溶解于唾液中,才能让味蕾发挥功能。系统性疾病(例如**尿毒症**)和药物(例如**甲硝唑**),可通过干扰味蕾的功能来改变味道。

咽

咽部位于鼻和口后部,是喉部和食道开口上方的空腔。口咽壁和口腔相似,由大量非角化复层**鳞状上皮**构成。咽部上方**鼻咽**由蝶骨鼻窦层和颅底构成。软腭可以抬起,分隔鼻咽和口咽。**口咽**后界是覆盖于上颈椎体的组织,两侧壁有**扁桃体**,以及将咽与中耳连接的**咽鼓管**开口,下方可狭窄至**下咽部**。咽周有三条随意肌包绕,相互重叠,形成**上、中、下**括约肌。上食道的环状肌与下括约肌相延续。大部分运动和感觉纤维穿梭于**舌咽神经**(第 9 对脑神经)和**迷走神经**(第 10 对脑神经)中。

功能

咽部是我们呼吸和饮食的通道,**吞咽**动作由**脑干**控制,通过舌咽和三叉神经指挥舌、咽、喉和食管肌的协调活动。

舌头推动食团向后进入**口咽**,软腭反射性上提,关闭**鼻咽**从而抑制呼吸。咽上、中括约肌推动食团向下进入**下咽部**,同时关闭**声门**,此时**会厌**会被迫朝向后下方,在**喉**上形成下滑通道,将食团送往上食管括约肌。

感受到食物刺激后,上食管括约肌松弛,食团便进入食管。随后食管蠕动向下推送食团,声门重新打开,恢复呼吸。

常见疾病

咽部结构在吞咽和呕吐时,可以有效避免上呼吸道**误吸**入食物、唾液和饮料。因此,神经障碍性疾病可能引起**误吸**导致肺炎,如**中风**,**运动神经元疾病**,**重症肌无力**,因**中毒**、**麻醉**、**昏迷**等导致的意识水平下降。

上呼吸道感染常常引起**咽炎**,并可能引起**扁桃体炎**。常见的病原体包括病毒(例如**流感病毒**和 **EB 病毒**)和细菌(例如**链球菌**)。A 组 β-溶血性链球菌感染导致的**风湿热**,是一种累及皮肤、心脏和脑的系统性自身免疫性疾病。**白喉杆菌**感染是引起咽炎的重要因素,目前可通过免疫接种疫苗预防。

4 食管

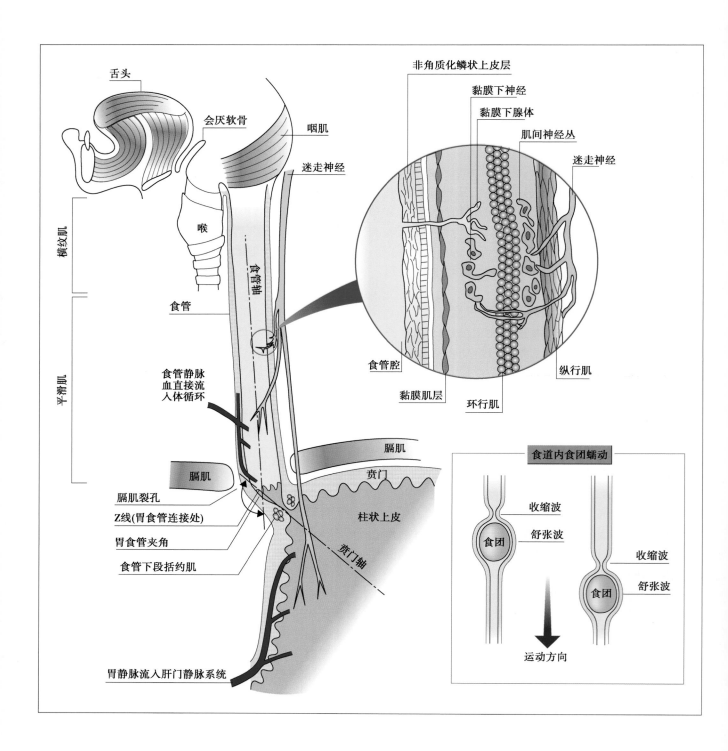

食管帮助从口腔将食物和液体运输到胃肠。同时，食道也是胃肠疾病的好发部位。

结构

食管是一条肌性管状通道，起于**咽喉**、止于**胃部**。从颈部和胸腔穿过，靠近气管、大血管和左心房。上端开口位于喉后部，被杓状软骨分隔。连接于舌根部的**会厌**，在吞咽食物时，能盖住咽喉以保护气管。在胃和食管交界处的上方，食管贯穿于**横膈膜裂缝**进入腹腔。

食管壁结构为典型的消化道结构。其构造由外而内依次为：

- 外膜层（或称浆膜层）
- 纵肌层
- 环肌层
- 黏膜下层
- 黏膜肌层
- 黏膜层（或称上皮层）

食管肌层上三分之一为**骨骼肌**，下三分之二为**平滑肌**，与肠道其余部分平滑肌相似。食管下段肌肉仍具有强烈收缩性，并组成部分**下食道括约肌**。食管和胃部连接处形成的**胃角以及**膈肌有助于保持食管下段关闭。

迷走神经沿食管下行，能够直接控制食管肌肉收缩。也可通过位于纵肌层和环肌层间的**肠肌间神经丛**内在神经和**黏膜下神经丛**控制食管肌肉收缩。

黏膜下层含有叶状分泌腺，该腺体通过贯穿上皮组织的小管分泌润滑液。

食管上皮组织是由粗糙的，非角质的，**复层鳞状上皮**细胞组成。但是，在**胃-食管连接处**（也称 **Z-line**），立即变成单层柱状上皮。

重要的是，食管静脉回流形成的**黏膜下静脉丛**直接将静脉血引入体静脉循环，而不经过肝门静脉和肝脏。该静脉丛与汇入**肝门静脉**的胃部血管汇合。在门脉高压情况下，侧支循环静脉将胃部血液引入食管血管，从而形成**食管静脉曲张**。

功能

食管通过**蠕动**的方式将食物、水和唾液从咽部输送到胃部。蠕动是指协调性的波状收缩和松弛。食管肌肉在食团后收缩，在食团前松弛，节律性的推动食团向下端移动。该过程为非自主性的，由肠壁内在神经肌肉反射支配，与外在神经无关。然而，外界刺激会影响整个蠕动的频率和力度。剧烈的蠕动收缩会诱发疼痛。

呕吐时，蠕动波呈反方向运动，将食物向上朝口腔推送。

常见疾病

吞咽障碍（Dysphagia），是指吞咽时咽下困难。**吞咽痛**（Odynophagia）是指吞咽过程中，感到疼痛。食管的感觉通常来自胸部中下部**胸骨后**的位置。**烧心**（Heartburn）指胃酸从胃部反流进入食管后产生的胸骨后的灼热感。

食道梗阻（Obstruction）会引起吞咽困难，甚至造成完全无法吞咽。因此，患者会因无法吞咽唾液而**流涎**不止。慢性梗阻可导致**食物吸入**喉部，从而诱发**肺炎**。反流的胃酸进入喉部，能诱发炎症，导致咳嗽和嗓音沙哑。

食管癌或鱼刺等引起的外伤，会在食管和其前方的气管间造成**瘘管**。此时，食道液可流入气管，其中的细菌将会引起复发性感染（**吸入性肺炎**）。

下食管括约肌相对薄弱，因此，**胃酸反流**在健康人群中比较常见，但是若反流过多过频，将会引起**食管炎**。慢性胃酸反流能诱发食管黏膜柱状上皮化，即上皮细胞从正常的鳞状细胞变为胃肠道上皮类似的柱状细胞。这种特殊的**肠化生**现象，也称为**巴雷特食管**（Barrett's）。该变化提示患食管癌风险增加。

嗜酸性食管炎是一种食管壁以**嗜酸性粒细胞**浸润为特征的新发现的疾病。好发于**年轻人**，是吞咽困难和食团梗阻的主要原因。

食管通过横膈膜裂孔从胸腔进入腹部。该裂孔随着年纪的增加而变宽，胃上部易在此处通过其进入胸腔形成疝气。这就是**滑动性食管裂孔疝**，它能增加反流性食管炎风险。肥胖和平卧能加重该病症状（见第 32 章）。

剧烈的肌肉收缩和蠕动（**食管运动功能障碍**）会引起不适或疼痛。持续性的蠕动停止和慢性张力亢进的下食管括约肌会使食道呈舒张失能状态。医学上称为**贲门失弛缓症**。

剧烈干呕、呕吐将造成**食管贲门黏膜撕裂综合征**（Mallory-Weiss tear）。通常会诱发大量出血，进而导致自限性**呕血**。相反，由于门脉高压导致的食管静脉曲张，会造成严重的消化道出血。

食管感染很少见，最常见的是**念珠菌感染**，主要发生于免疫受损或者糖尿病患者中。

食管**鳞状细胞癌**，主要好发于非洲南部，与饮食、吸烟、土壤致癌物和遗传因素有关。此外，**腺癌**，多由 Barrett 食管诱发，该疾病在西方越来越普遍（见第 40 章）。

5 胃

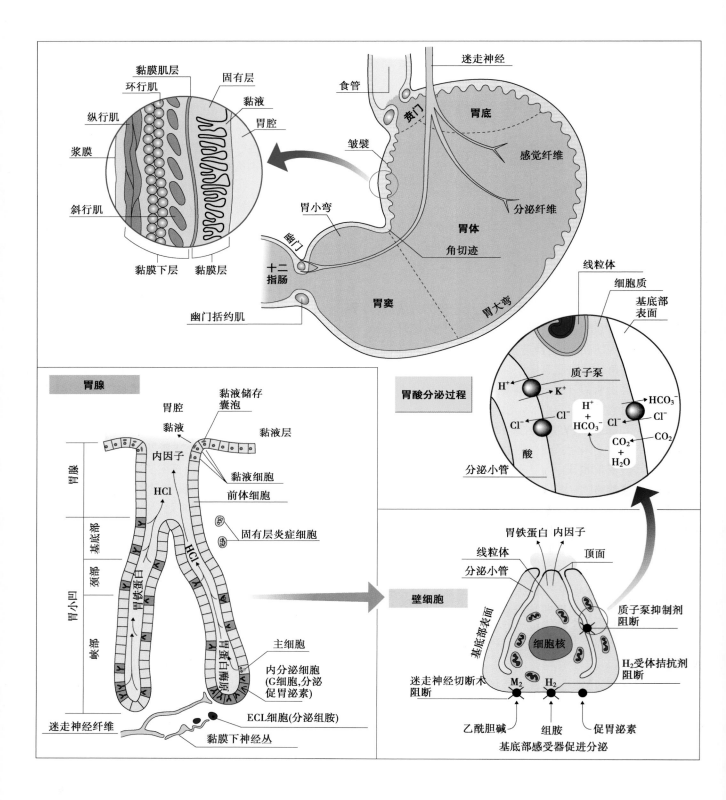

黏膜肌层
环行肌
纵行肌
浆膜
斜行肌
黏膜下层
黏膜层
固有层
黏液
胃腔

迷走神经
食管
贲门
皱襞
胃底
胃小弯
幽门
十二指肠
幽门括约肌
胃窦
感觉纤维
分泌纤维
胃体
角切迹
胃大弯

线粒体
细胞质
基底部表面
胃酸分泌过程
质子泵
H^+
K^+
HCO_3^-
Cl^-
Cl^-
Cl^-
H^+ + HCO_3^-
Cl^-
CO_2
酸
CO_2 + H_2O
分泌小管

胃腺
胃腔
黏液
内因子
HCl
胃腺
基底部
颈部
峡部
胃小凹
胃蛋白酶原
胃蛋白酶原
迷走神经纤维
黏膜下神经丛
黏液储存囊泡
黏液层
黏液细胞
前体细胞
固有层炎症细胞
HCl
主细胞
内分泌细胞(G细胞,分泌促胃泌素)
ECL细胞(分泌组胺)

壁细胞
胃铁蛋白 内因子
线粒体
分泌小管
基底部表面
细胞核
顶面
质子泵抑制剂阻断
H_2受体拮抗剂阻断
迷走神经切断术阻断
M_2
H_2
乙酰胆碱
组胺
促胃泌素
基底部感受器促进分泌

14　第一部分　结构与功能

胃,是第一个完整位于腹腔内的肠道(消化)器官。主要用于机械性研磨、存储和消化食物,可调节肠道的神经内分泌功能,参与小肠基本电节律和胃慢波的调控。

结构

胃呈"J"型结构,分胃小弯、胃大弯,**两个弯**均朝向右侧。**脾**位于其左侧,**胰腺**位于后下方。**肝**位于其右侧。体表投影大部分位于左季肋区。

胃由五个不同的区域组成:

1. **贲门**,直接连接于食道
2. **胃底**(左上方膨出部为胃穹窿),延伸到贲门左侧
3. **胃体**
4. **胃窦**
5. **幽门**,此处环形肌增厚形成幽门括约肌,是胃和十二指肠的交界。

胃壁具有空腔肠道器官的一般性结构,但多了一层**斜行肌**。该斜行肌层能够扩大胃容积并帮助研磨食物。从外到内,胃壁的结构为:

- 浆膜
- 纵行肌
- 环行肌
- 斜行肌
- 黏膜下层
- 黏膜肌层
- 黏膜,由固有层、柱状上皮组成。表面有胃小凹及腺体开口。

腹腔干提供胃的血供,同时,静脉血回流入**肝门静脉**。胃接受来自内脏神经的交感神经和来自**迷走神经**(第十脑神经)的副交感神经支配。

大部分胃黏膜形成粗糙的**褶皱**,而胃窦部黏膜相对平滑。胃内表面的厚**黏液层**可以保护胃免于机械性损伤,以及胃酸(HCL)和胃蛋白酶的侵蚀。

胃小凹是上皮内陷进入固有层的形成的狭小褶皱。每一个胃小凹通过狭窄的地峡与 2～3 个**胃腺**相连,一直延伸到每个腺体的**细颈区**。胃腺是特殊细胞形成的管状结构,这些细胞主要分泌 HCL(**壁细胞或泌酸细胞**)和**胃蛋白酶原**(**主细胞**),除此之外,还有分泌黏液的**杯状细胞**、未分化的**上皮细胞**、**肠道内分泌细胞**和**干细胞**。

壁细胞分布于胃底、胃体和胃窦的腺体中。分泌 **HCL、糖蛋白内因子**和**胃铁蛋白**,以促进维生素 B_{12} 和铁离子吸收。

主细胞主要分布于胃体。分泌**胃蛋白酶原**并拥有大量的粗面内质网和顶端分泌颗粒。

胃内主要的肠道内分泌细胞是分泌**胃泌素**的 **G 细胞**,分泌**生长抑素**的 **D 细胞**和分泌组胺的**肠嗜铬细胞**(**ECL**)(见第 17 章)。

功能

在幽门括约肌收缩的情况下,胃平滑肌通过蠕动将食物充分**混合**。只有当食物经过初步消化变成**食糜**进入十二指肠时,幽门瓣才开启,以防止体积较大的食物通过。机械性研磨增加了有效的消化接触面积并防止较大、较硬的不规则食物损伤肠道黏膜。

胃部节律性电活动产生 3 次/分钟的规律性的蠕动波,称为**慢波**。

食物通过色、香、味等刺激胃液**分泌**,称为**头期胃液分泌**。当食物到达胃部,则称为**胃期胃液分泌**。乙酰胆碱和组胺,分别作用于 **M_2 胆碱能受体**和 **H_2 受体**,可刺激 **HCL** 分泌。

壁细胞具有大量的**细胞内小管系统**、产能的**线粒体**和高活性 K^+/H^+-ATP 酶泵(即**质子泵**)。质子泵的作用是将 H^+ 分泌至胃腔,与通过顶端氯离子通道分泌的 Cl^- 结合,形成 **HCL**。

壁细胞内的 CO_2 和 H_2O 形成的 HCO_3^- 在基底侧膜与 Cl^- 交换,进入组织液。所以当胃分泌酸时,血液中 HCO_3^- 水平增加(**碱潮**)。基底侧膜的 Na^+/K^+ **ATP 酶泵**也促使胞内 K^+ 离子浓度升高。

胃泌素能够刺激壁细胞的分化和分泌。大量的胃泌素能够促使胃酸分泌,例如,**卓-艾综合征**(Zollinger-Ellison syndrome)(见第 17 章)。同时,消除胆碱能刺激的**迷走神经切断术**、**雷尼替丁**等 H_2 受体拮抗剂、**奥美拉唑**等不可逆质子泵抑制剂均能够抑制胃酸分泌。

HCL 激活**胃蛋白酶原**,产生胃蛋白酶,促进蛋白消化。**内因子**与维生素 B_{12} 结合,避免其在胃肠内降解,从而将维生素 B_{12} 安全运输到回肠末端吸收。胃铁蛋白与铁离子结合,促进铁离子在十二指肠吸收(见第 22 章)。

常见疾病

胃部相关疾病和症状非常常见,但通常并非由器质性病变引起(见第 33 章)。典型的症状包括**恶心**、**上腹痛**和**腹胀**。总的来说,这些症状统称为**消化不良**。如果胃部症状严重,甚至会导致**呕吐、呕血、黑便和消瘦**。

严重的胃部症状有**胃溃疡**和**胃炎**。这两种疾病与**幽门螺旋杆菌**感染、**非甾体抗炎药**的使用和**胃癌**的发生密切相关(见第 33 章)。

胃疝,又名食管裂孔疝(hiatus hernia)是指胃通过膈食管裂孔进入胸腔所致的疾病(见第 32 和 40 章)。胃出口**梗阻**好发于男婴,主要原因是先天性括约肌肥厚,可导致喷射性呕吐。而在成人中,常见原因是**糖尿病**等疾病导致的**自主神经病变**。

6 十二指肠

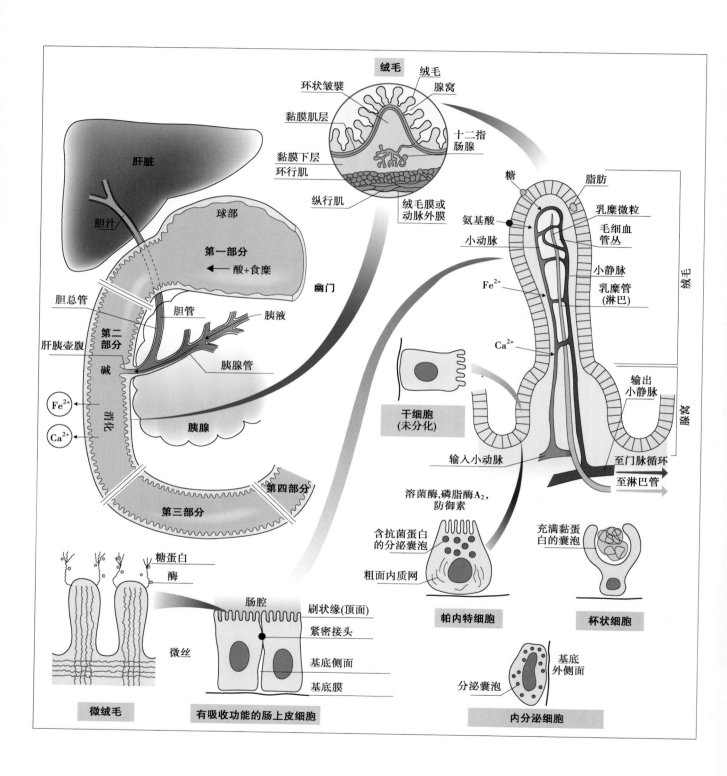

十二指肠是肠道第一个主要的消化吸收部位,接受来自于胃的食糜,将其与胆汁、胰液和肠道分泌物混合并进行消化。

结构

十二指肠始于**胃幽门**,在屈氏韧带处延续为空肠部。长约30cm,呈 C 形,C 形型开口向左,紧贴**腹后壁**。十二指肠始段称为**球部**。第二部与左侧胰腺相邻,通过**十二指肠大乳头**接收胆汁和胰液。**腹腔干**为十二指肠提供动脉血,静脉血则是通过**肠系膜上静脉**回流入肝门静脉。

十二指肠壁具有肠壁的基本结构。从外向内依次为:

- 浆膜层
- 纵行肌层
- 环行肌层
- 包含十二指肠腺的黏膜下层
- 黏膜肌层
- 固有层和上皮组成的黏膜层

上皮层位于基底膜和**固有层**松散的结缔组织上。固有层向上突起形成指状**绒毛**,绒毛间内陷形成长而细的**隐窝**(小肠腺或称李氏腺),此处产生新的上皮细胞。**黏膜肌层**,为一薄层平滑肌,将黏膜和**黏膜下层**分开,形成横向褶皱,称为**环状皱壁**。分支管状腺,亦称为**十二指肠腺**(Brunner's glands),位于粘膜下层,通过狭窄的管道与十二指肠腔相接。固有层包含大量的成纤维细胞、巨噬细胞、淋巴细胞、中性粒细胞、肥大细胞、血管内皮细胞和其他细胞。

微小动脉,微小静脉和乳糜管为绒毛提供**营养**。微小动脉和微小静脉形成**逆流循环**以增加肠道吸收。肠道**壁内神经**在肠道各层间分支交错,主要控制小肠的运动和分泌功能(见第 18 章)。

小肠上皮细胞包括许多不同的细胞类型,均由位于隐窝的干细胞分化而来。

肠上皮细胞构成了大部分的肠道。它们呈柱状,圆形或矩形的细胞核位于细胞中央。在肠腔表面,**微绒毛**由大量细胞骨架蛋白支撑,增加了消化吸收的表面积。微绒毛表面覆盖着糖蛋白,依附着酶和黏蛋白,形成了突起的**刷状缘**。细胞间**紧密连接**(Tight junctions)将相邻细胞连接起来,以使细胞顶面和肠腔表面与基底分离。因此,使细胞两侧的营养物质和电解质梯度能保持在稳定水平,并防止病原体侵入。肠细胞合成消化酶并分泌到顶部刷状缘。

杯状细胞是能够特异性的分泌**黏蛋白**的分泌细胞。因传统 HE 染色无法将细胞质存储的黏蛋白染色

而呈现出空泡状。

潘氏细胞位于小肠隐窝底部。主要负责蛋白质合成和分泌,包括抗菌蛋白,如:溶菌酶、磷脂酶 A2 和防御素。在维持肠道健康或致病方面,潘氏细胞也有其他未明确的作用(见第 19 章)。

肠道内分泌细胞主要位于隐窝底附近,产生多种肠道激素(见第 17 章)。

干细胞位于潘氏细胞区域上方,其具有补充整个肠道上皮的能力。肠道干细胞分裂后形成两个子代细胞,一个作为子代干细胞保持分裂能力,另一个则增殖分化迁移至隐窝顶端。

功能

碱性胆汁和**胰液**能够中和胃酸。**胰酶**由胰腺分泌,在肠腔内主要通过自催化和被十二指肠肠细胞释放的**肠激酶激活后**,促进食物**消化**。在双淀粉酶和肽酶的作用下,消化的最后步骤在肠细胞刷状缘进行。**胆汁酸**使脂肪乳化,提高了消化酶作用效率。顶膜的**转运蛋白**主动吸收糖分、氨基酸和电解质进入肠细胞。脂肪酸和胆固醇通过直接扩散进入肠细胞,在细胞内再脂化,然后与载脂蛋白结合形成乳糜微粒释放出基底膜。空肠和回肠构成了肠道主要的消化表面,然而**铁钙离子**的吸收主要在十二指肠进行(见第 20~22 章)。

相对来说,小肠常驻肠道菌更少,这是由于十二指肠腺和潘氏细胞分泌的抗菌物质和胃酸维持了小肠的**抗菌环境**。胆道上皮细胞和肠细胞将分泌性二聚体免疫球蛋白 A(**sIgA**)运输至肠腔,这一过程也可能增强小肠抗菌防御力(见第 19 章)。

由于食物刺激,十二指肠内的肠道内分泌细胞分泌**胆囊收缩素**和**分泌素**,从而导致胆囊收缩、胰液分泌并抑制**胃动力**。因此,十二指肠参与了胃肠功能的神经内分泌的协调。

常见疾病

十二指肠疾病会导致**上腹痛**、**腹泻**、**吸收不良**、**消瘦**和**营养不良**等症状。十二指肠的出血性溃疡会导致**贫血**、**呕血**和**黑便**,其中典型的黑色柏油样粪便是由于部分血液被消化而产生的。

十二指肠壶腹癌(与家族性息肉综合征相关)的发生是罕见的,而**消化性溃疡**和**乳糜泻**比较常见(见第 33 和 37 章)。

蓝氏贾第鞭毛虫是一种原虫病。该病原体寄生于十二指肠和空肠上皮,导致旅游者腹泻,表现为胀气、腹泻、消化不良等症状(见第 34 章)。

7 胰腺

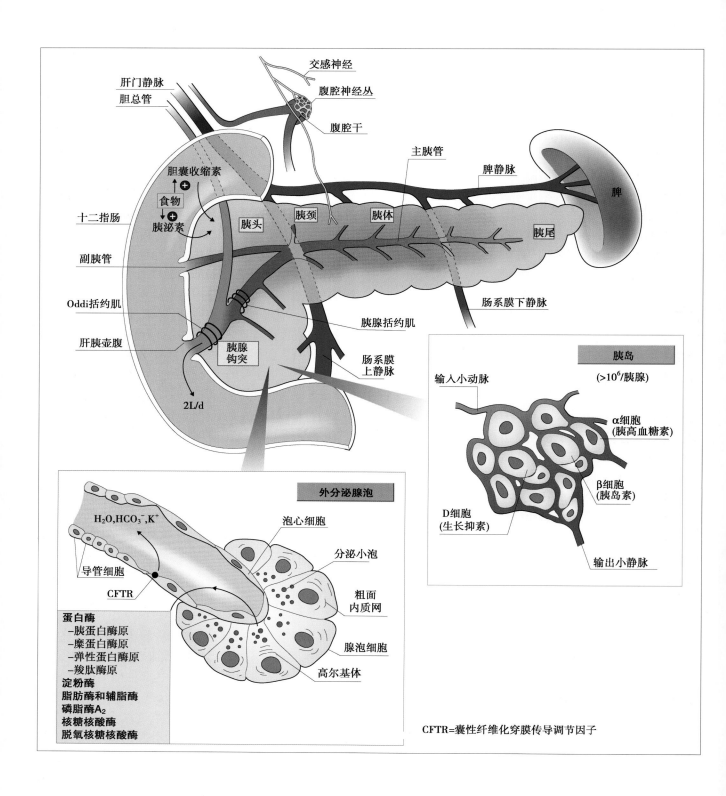

CFTR=囊性纤维化穿膜传导调节因子

胰腺对小肠内食物的消化非常重要。它是体内的大**外分泌腺体**之一,小肠内大部分的消化酶是其合成并分泌的。同时它含有一部分**内分泌腺体**,可分泌胰岛素和胰高血糖素,参与营养素和胃肠道功能的调节。

结构

胰腺被覆**腹膜**,横卧于腹腔后壁。**胰头**右侧毗邻十二指肠,**胰体**及**胰尾**向上腹部的脾脏方向延伸。**脾静脉**毗邻胰腺上方走行,十二指肠包绕胰头。胰腺由**腹腔干**和肠系膜上动脉分支供血,其分泌的激素和生长因子随静脉血经门静脉回流肝脏。

胰腺受**迷走神经和内脏交感神经**支配。其感觉神经纤维分布于**腹腔神经丛**,利用手术切除或射频消融腹腔神经丛可以接触胰腺疼痛感。

主胰管沿胰腺长轴走行,引流大部分胰液,副胰管则引流胰头上部的少量胰液,两者可分别开口于十二指肠不同部位。主胰管在**肝胰壶腹处**直接汇入**胆总管**,最后开口于十二指肠。胰腺解剖变异时,副胰管引流大部分胰液,称为**胰腺分裂**。胰腺的外分泌功能主要由**胰叶**内的**腺泡**承担,其负责产生胰酶和胰液并分泌至胰管。

微观上,胰腺细胞的排列形成**球型腺泡**结构,其基底外侧附于基底膜上,其顶端的分泌面朝向腺泡中央。每个腺泡分泌的消化液分泌入胰小管,胰小管再逐级汇聚形成大导管,最后汇入主胰管进入十二指肠。胰腺腺泡细胞是典型的蛋白质分泌细胞。其横截面呈金字塔形,底部的**粗面内质网**及**高尔基体**极其丰富,负责合成蛋白质,顶部则见大量的**酶原颗粒**。

胰腺内分布有大约 10^6 个具有内分泌功能的**胰岛**,胰岛内可见丰富的毛细血管。胰岛分泌产物无需导管引流,可直接进入血液。胰岛内主要有β细胞、α细胞和**D 细胞**,分别分泌胰岛素、胰高血糖素和生长抑素。

功能

胰腺能够分泌大量的**消化酶**,腺泡细胞合成及储存这些**酶的前体**,即非活性酶,避免产生的酶直接消化胰腺细胞及导管。胰腺分泌的消化酶包括:
- 胰蛋白酶原
- 糜蛋白酶原
- 羧基肽酶原 A 和 B
- 弹性蛋白酶原
- 磷脂酶 A
- 胰腺脂肪酶(和辅脂酶)
- 胰腺淀粉酶
- 核糖核酸酶
- 脱氧核糖核酸酶

胰液的分泌主要由激素信号调控,尤其是**胆囊收缩素**。当食物进入十二指肠时,胰腺便立即释放胆囊收缩素。随后**促胰液素**又会增强胆囊收缩素的作用。

胰腺每天可以产生大约 2L 的**富含碳酸氢盐**的**碱性消化液**,中和胃酸,为胰酶的消化作用提供适宜的 pH 环境。腺泡细胞和导管细胞通过囊性纤维化跨膜调节蛋白(**CFTR**)交换 Cl^- 和 HCO_3^-,产生大量的碱性液体。囊性纤维化患者由于 CFTR 基因突变,出现胰腺功能不全。

胰腺是体内唯一能够产生**胰岛素**和**胰高血糖素**的器官,这两种激素分别由胰岛中的β细胞和α细胞产生。高血糖促发胰岛素分泌,而低血糖则促发胰高血糖素分泌。其他激素,如肾上腺素也参与调节胰岛激素的分泌,而胰岛分泌的生长抑素也参与调节肠道内分泌功能(见第 17 章)。

常见疾病

胰腺疾病常比较**隐匿**,待发病时疾病多已进展。其病变可引起**上腹部疼痛**,并放射至背部。胆汁淤积引起**黄疸**,而主胰管的梗阻则引起胰腺外分泌功能障碍,导致食**物消化吸收障碍**、引起**腹泻**、**脂肪泻**、**消瘦**和**营养不良**。胰岛损伤则表现为**糖尿病**。

急性胰腺炎病情凶险,甚至可危及生命。其常见诱因有酗酒、胆结石等引起 Vater 壶腹梗阻。其他诱因包括药物、腹部外伤和病毒感染。胰腺炎症引起胰酶释放入血,影响整个机体,所以急性胰腺炎是一种系统性疾病。胰腺脂肪酶可引起脂肪酸释放入血,结合血中的游离钙形成不溶的酯酰钙盐,导致血钙降低,危及生命。血中**脂肪酶**和**淀粉酶浓度**的升高可帮助胰腺炎的诊断。

急性胰腺炎反复发作,容易导致**慢性胰腺炎**。其主要临床表现为腹痛和胰腺外分泌功能障碍引起的消化吸收不良。同时可伴有胰腺内分泌的功能障碍(见第 42 章)。

胰腺癌是癌症死亡的常见病因。其病情隐匿,发现时多已处于晚期,无法手术切除。源于肠道内分泌细胞的**神经内分泌肿瘤**,常见于胰腺,其侵袭性弱于胰腺癌,临床表现多和其分泌的肠道激素相关。**胃泌素瘤**分泌胃泌素,引起胃酸增多和消化性溃疡,又称 **Zollinger-Ellison 综合征**。胰腺内分泌肿瘤还可分泌胰岛素、胰高血糖素和其他激素(见第 17 和 40 章)。

8 肝脏

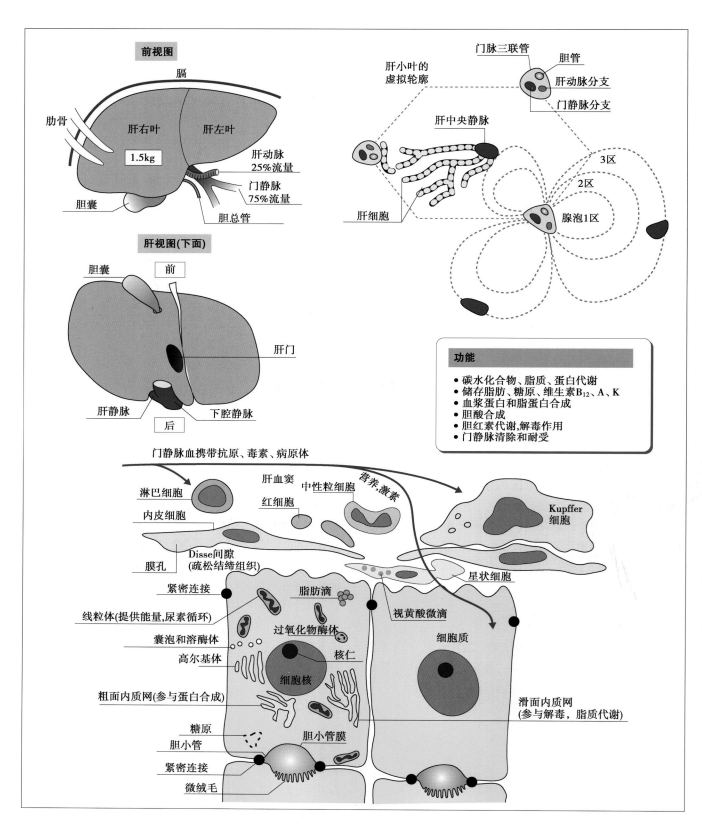

前视图

膈
肋骨
肝右叶
肝左叶
1.5kg
肝动脉 25%流量
门静脉 75%流量
胆囊
胆总管

肝视图(下面)

胆囊
前
肝门
肝静脉
下腔静脉
后

门脉三联管
胆管
肝动脉分支
门静脉分支
肝小叶的虚拟轮廓
肝中央静脉
肝细胞
3区
2区
腺泡1区

功能
- 碳水化合物、脂质、蛋白代谢
- 储存脂肪、糖原、维生素B$_{12}$、A、K
- 血浆蛋白和脂蛋白合成
- 胆酸合成
- 胆红素代谢,解毒作用
- 门静脉清除和耐受

门静脉血携带抗原、毒素、病原体
营养,激素
淋巴细胞
肝血窦
中性粒细胞
红细胞
内皮细胞
Kupffer 细胞
膜孔
Disse间隙 (疏松结缔组织)
星状细胞
紧密连接
脂肪滴
视黄酸微滴
线粒体(提供能量,尿素循环)
过氧化物酶体
细胞质
囊泡和溶酶体
高尔基体
核仁
细胞核
粗面内质网(参与蛋白合成)
滑面内质网 (参与解毒,脂质代谢)
糖原
胆小管
胆小管膜
紧密连接
微绒毛

肝脏是人体内最大的实质性器官,一个 70Kg 的成年人其肝脏重约 **1.5kg**。肝脏由胚胎前肠内胚层发育而来,是消化系统的一个重要组成部分。肝脏具有代谢、合成、内分泌和外分泌功能,没有肝脏,人将无法存活。

结构

肝脏位于**右上腹部**,右侧横膈以下,由低位肋骨保护。肝脏横跨机体中线,由镰状韧带分为左右两叶。基于血供和胆汁引流,肝脏在外科学上可分为 9 个**功能节段**。在肝下的正中部位为**肝门部**,门静脉、肝动脉、胆总管和淋巴管由此进出。入肝后,这些管道形成左右分支。**下腔静脉**在肝脏后面走行,**肝静脉**由此汇入。**胆囊**位于肝脏的下缘,正中偏右,通过**胆囊管**连接于胆总管。胆囊右侧毗邻结肠肝曲。肝脏实质由坚韧的纤维**包膜**覆盖,除了膈顶处的**裸区**,其大部分由**腹膜**覆盖。

肝动脉发自腹腔干,占肝脏血供的 25%,另 75% 来源于**门静脉**。脾脏、胰腺和肠道血液经门静脉引流至肝脏。肝脏的静脉血则经**肝静脉**进入下腔静脉。

微观上,肝脏**实质**由大量相似的肝小叶结构构成。**肝细胞**排列形成**三维束带状结构**,相邻束状结构见由**肝窦**分隔,肝窦内有血液缓慢流动。肝脏的微观结构有两种视角:一种称之为**小叶模型**,以中央静脉为中心,小叶间静脉位于三个六边形小叶的交界处;另一种称之为**腺泡模型**,以小叶间动脉、小叶间静脉、和小叶间胆管构成的**汇管区**为中心,按照距离分为 1、2、3 区。

相邻肝细胞之间,其细胞膜凹陷形成**胆小管**。小胆管、大胆管和胆囊的壁则是由**胆管上皮细胞**构成。

肝脏**星状细胞**,因其胞浆富含脂滴和**视黄酸**(维生素 A 衍生物),所以又称伊藤细胞或脂肪细胞,分布于肝窦内。其构成肝脏结缔组织基质,参与**纤维化**过程。

肝窦内分布有不连续的**内皮细胞**,覆于 **Disse** 间隙的疏松基质内。肝窦内的分子、颗粒物质,甚至是细胞可经内皮间隙进入肝实质。

肝窦内的巨噬细胞称为 **Kupffer** 细胞,可与其他细胞和颗粒相互作用。肝窦内还有**淋巴细胞**和**树突状细胞**,其功能尚不明确,推测可能与肝脏的免疫功能相关。

肝细胞体积较大,呈**立方形**,中央有核,有时其核内为四倍体染色体。肝细胞具有**极性**功能面,包括**毛细胆管面和肝窦面**。相邻毛细胆管面存在**紧密连接和桥粒结构**,胆汁由此分泌进入胆小管。此外,肝细胞表面的**微绒毛结构**大大增加了其表面积。

肝细胞内**细胞器**丰富,这与其活跃的代谢功能紧密相关。**光面内质网**参与脂质和胆固醇合成,**粗面内质网**则负责蛋白质合成。肝细胞内**线粒体**数目多,负责 Krebs 循环和能量代谢。肝细胞内还可见**溶酶体**、**过氧化物酶体和囊泡结构**,参与**营养素的消化、糖原和脂滴的储存**等。

功能

肝脏功能复杂,尚未完全明确。目前已知功能包括:

- 参与调节糖类、脂肪和氨基酸的**代谢**
- **存储**糖原、脂肪和维生素 B$_{12}$、**A** 和 **K** 等营养素
- 产生**血浆蛋白**和脂蛋白,包括凝血因子和急性期蛋白
- 合成和分泌胆酸促进脂肪消化。
- **排泄胆红素**,对体内代谢废物、**外源性**金属离子、药物和毒素具有**解毒**作用
- 清除随门静脉回流的毒素和病原体,维持**门静脉系统的免疫耐受**;

此外,肝细胞具有强大的**增殖**能力,当肝脏损伤时,其能迅速**再生**恢复。

常见疾病

肝脏疾病临床表现多样,轻者乏力**不适**,重者可发生爆发性肝衰竭、**凝血**功能障碍和肝性脑病。典型表现有**黄疸、乏力、食欲缺乏和右上腹痛**。肝脏储备功能强大,有时候即使病情严重,仍可**无临床表现**。

病毒性肝炎是全世界范围内常见肝脏疾病。在有些地区,阿米巴原虫、细菌和寄生虫引起的**肝脓肿**也很常见。**药物、毒物**均可损害肝脏,特别是**酒精**。慢性炎症可发展为**肝硬化**。严重的急慢性肝损可引起**肝衰竭**。虽然全世界范围内原发性肝癌发病率较低,但是在远东地区,由于病毒性肝炎流行,肝癌发病率相对较高。此外,**肝脏转移性肿瘤**发病率也较高(见第 39、40、43、44 章)。

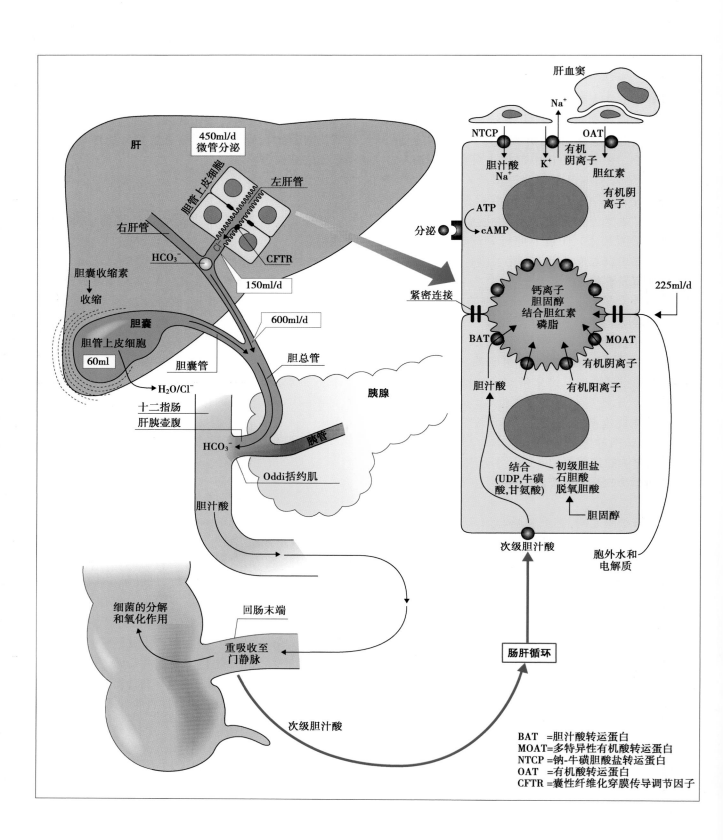

胆汁由肝细胞合成,胆管上皮细胞则参与其成分的调节。肝脏胆汁排泄对食物的消化吸收、体内代谢废物和毒素的清除和机体的免疫防御功能至关重要。

结构

肝内**胆管**、肝总管、胆囊管、**胆囊**和胆总管构成了胆管系统。

胆囊为一薄壁的**纤维肌性**囊状结构,位于肝脏前缘下方。胆囊内面发达的**皱襞**增加了其表面积,胆囊颈部延续为**胆囊管**,与左右肝管汇合形成的肝总管汇合,形成**胆总管**,胆总管经肝门出肝。胆总管紧邻肝动脉和门静脉走行,与**主胰管**汇合经**胆胰壶腹**进入十二指肠,其开口处有 **Oddi 括约肌**控制开闭。

胆管和胆囊内面由胆管上皮覆盖,胆管上皮为**单层立方**或**柱状上皮**,外包基底膜。胆管上皮能**分泌** Cl^- 和水,而胆囊上皮还能**重吸收**水分,浓缩胆汁。相邻肝细胞膜形成**胆小管**,胆汁由此产生。肝细胞间的紧密连接防止胆小管内的胆汁接触肝细胞的基底外侧面,协助毛细胆管面的胆汁转运蛋白产生和维持胆汁成分。随着胆小管逐级汇聚、管腔扩张,胆管上皮取代肝细胞成为其管壁细胞。

功能

人体每天大约产生 **600ml** 黏稠的碱性胆汁。其主要成分包括:

- **初级胆汁酸**:包括胆酸和鹅去氧胆酸;
- **次级胆汁酸**:脱氧胆酸和石胆酸;
- **磷脂**;
- **胆固醇**;
- **胆红素**;
- 结合作用后的药物和内源性代谢**废物**;
- **电解质**:Na^+,Cl^-,HCO_3^- 和微量金属元素,如铜;
- 分泌型 IgA 二聚体(**sIgA**)和其他抗菌蛋白;
- **黏液糖蛋白**

肝细胞基底外侧面分布有**转运蛋白**,如有机酸转运蛋白(**OAT**),参与摄取血循环中胆红素、胆汁酸等物质。肝细胞内的化合物经毛细胆管面的转运蛋白分泌入胆汁。重要的毛细胆管面转运蛋白包括胆汁酸转运蛋白(**BAT**)和多特异性有机阴离子转运蛋白(**MOAT**)。特异性转运蛋白协助肝细胞排泄潜在毒素,如 ATP 依赖铜转运蛋白可以排泄体内多余的**铜**。当其功能障碍时,铜无法正常排泄,在肝脏和脑沉积,引起**肝豆状核变性**。

胆汁酸、电解质和有机化合物的分泌增加了胆汁内的渗透压,**水分子随之进入胆汁**。邻近毛细胆管面的**细胞骨架蛋白**收缩促进胆汁流动,肝细胞的毛细胆管面每天约产生 450ml 胆汁,胆管细胞每天约产生 150ml 胆汁。

胆囊大约可以储存 60ml 胆汁。胆固醇是胆汁的主要溶质,通过与胆汁酸和磷脂形成**混合微胶粒**储存于胆汁中。

肝细胞产生某一成分过量时会引起**胆汁异常**。如**溶血**时,胆红素产生过多,容易结晶形成胆结石。

食物进入十二指肠时,**缩胆囊素**释放,胆囊收缩,Oddi 括约肌松弛,胆汁排泄入十二指肠,参与**消化**食物。

胆汁可以通过多种方式促进脂肪和脂溶性维生素的消化吸收。碱性胆汁**乳化**脂肪,利于消化酶、**胆汁酸**、胆固醇和磷脂与其接触,同脂肪酸、脂质等共同形成**混合微胶粒**。此外,胆汁提供的**碱性**环境有助于胰腺脂肪酶的催化作用。

胆固醇经肝脏代谢合成**初级胆汁酸**,95% 的胆汁酸经回肠末端重吸收进入门静脉系统。初级胆汁酸经肠道细菌作用,形成**次级胆汁酸**,回吸收后由肝细胞重新摄取并分泌入胆汁。这个过程称为**肠肝循环**。

体内疏水代谢产物,如胆红素,主要经胆汁**排泄**。

常见疾病

胆道疾病的典型症状是**黄疸**(由于胆汁淤积引起)。胆道梗阻时,胆红素经尿液排泄,表现为**尿色深黄、白陶土样粪便**。胆汁淤积还可引起**瘙痒**。持续的胆道梗阻会引起脂肪吸收障碍、**脂肪泻、消瘦和营养不良**。胆道梗阻和炎症还会引起**腹痛**和**发热**等不适。

肝细胞损伤,如**病毒性肝炎**,可引起肝细胞能量供应障碍,转运体和细胞骨架蛋白功能受损,导致胆汁排泄减少,发生**肝内胆汁淤积**,但胆道系统没有明显的梗阻。某些药物也可引起相似的病理表现。

原发性胆汁性胆管炎患者,肝内胆管发生自身免疫性炎症,可引起进行性加重的黄疸和肝损。

胆结石是常见病,常无临床症状。当胆汁内胆固醇或胆色素浓度过高时,容易析出形成以移位细菌为**核心**的结晶,形成结石。结石嵌顿引起胆管梗阻、继发胆管或胆囊感染时会导致**胆管炎**、**胆囊炎**和**胰腺炎**。

10 肝门静脉系统

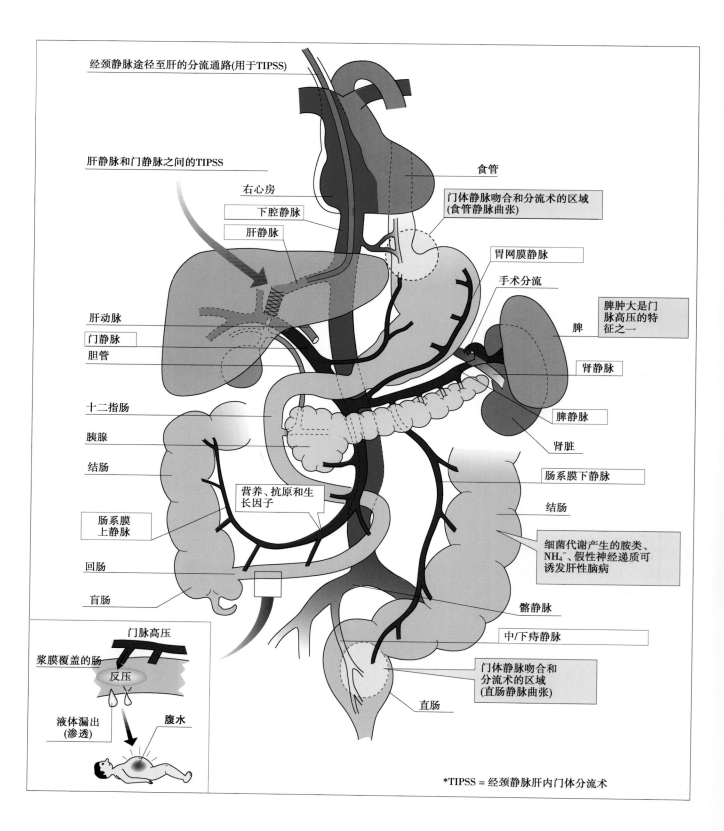

经颈静脉途径至肝的分流通路(用于TIPSS)

肝静脉和门静脉之间的TIPSS

右心房

下腔静脉

肝静脉

食管

门体静脉吻合和分流术的区域
(食管静脉曲张)

胃网膜静脉

手术分流

脾肿大是门
脉高压的特
征之一

脾

肝动脉

门静脉

胆管

肾静脉

十二指肠

胰腺

结肠

脾静脉

肾脏

营养、抗原和生
长因子

肠系膜下静脉

结肠

肠系膜
上静脉

细菌代谢产生的胺类、
NH_4^-、假性神经递质可
诱发肝性脑病

回肠

盲肠

髂静脉

中/下痔静脉

门脉高压

浆膜覆盖的肠

反压

门体静脉吻合和
分流术的区域
(直肠静脉曲张)

液体漏出
(渗透)

腹水

直肠

*TIPSS = 经颈静脉肝内门体分流术

心脏输出的血液中有 25% 流经肝脏,而进入肝脏的血液的 75% 是经门静脉流入。这些流至肝脏的血液通常来自脾脏、胰腺以及自胃到结肠的消化道。这些器官回流的血液先经过肝脏再进入体循环的过程,具有重要的生理意义。

结构

门静脉由多条静脉汇聚而成。其中,**脾静脉**引流来自胃、胰腺和脾脏的血液,而**肠系膜上静脉**则引流来自整个小肠及大部分大肠的血液。小部分大肠的血液则经由**肠系膜下静脉**回流至脾静脉入肝。门静脉在**肝门**处同肝动脉,胆总管一起进入肝脏。

门静脉进入肝脏后分为左右两支,再逐级分支供血于**肝小叶**。这些小分支与肝动脉、胆管的相应分支相伴,由结缔组织包裹形成汇管区。门静脉血流缓慢进入**肝窦**再通过终端肝小静脉汇聚成**肝静脉**离开肝脏,最后经下腔静脉回到体循环(见第 8 章)。

值得一提的是,**食管及直肠**下段的血液回流并不经过门静脉和肝脏,而是直接回到体循环。当门静脉血流受阻时,常在这些部位形成**侧支循环**,引起**门体分流**。侧支循环的血流增加,会导致局部静脉扩张形成**静脉曲张**,进而易破裂出血。同时由于侧支循环的出现,将会使部分血液未经肝脏解毒代谢而直接进入到体循环。

功能

来自胰腺和小肠回流的**营养及激素**通过门静脉进入肝脏,进行营养物质的代谢。研究表明:即使由肝动脉供血,离开门静脉的肝细胞也将无法存活,这可能与来自肠道和胰腺的生长因子,如胰岛素等有关。

食物的消化及肠道**细菌的代谢**过程中产生的**毒素**可由肝脏代谢清除。细菌代谢产生的氨基酸、可模拟神经递质如谷氨酰胺、γ-氨基丁酸、氨等,可干扰神经功能,引起**肝性脑病**。

药物经小肠吸收后首先到达肝脏进行代谢,这一"**肝脏首过**"效应意味着一些口服药物需要增加剂量或调整给药途径,如舌下含服或胃肠外给药。有些药物的起效则是利用这一效应保留局部效用而降低体循环浓度,减少副作用,比如治疗炎症性肠病的合成糖皮质激素**布地耐德**。

肠道**微生物**可以通过肠道上皮细胞进入血流(**菌血症**)。正常情况下肝窦内的 **Kupffer** 细胞可以有效地清除这些微生物,而在慢性肝病、门脉高压等病理条件下,这一保护机制将削弱,引起细菌感染风险增高。

机体对于经口摄入的**食物抗原**通常不会引起免疫应答,这一现象称为"**口服耐受**"。肝脏在这一免疫耐受机制中具有重要作用,因此将抗原直接注射入门静脉也可诱导免疫耐受。

门脉高压

门脉高压最常见的病因是**肝硬化**,还可见于**慢性心衰**,门静脉血栓(常有外伤,感染等诱因)等因素。门脉高压可引起**脾肿大和腹腔积液**。门体分流可引起**静脉曲张**,在患有严重的潜在性肝脏疾病的病患中,甚至可发生**肝性脑病**。

脾肿大时,血小板多滞留于脾内,可引起脾功能亢进和血小板减少。

腹水是指液体在腹腔积聚。门脉高压可引起肠道及肠系膜毛细血管静水压升高,致液体**漏出**。腹水的蛋白浓度较低(漏出液),缺乏抗菌成分,如**补体**,易受细菌侵袭,引起**自发性腹膜炎**。

静脉曲张常见于食管胃底、脾门、脐静脉、直肠以及腹腔手术后的疤痕粘连组织。这些曲张静脉容易受损**破裂**,发生危及生命的**消化道大出血**,表现为**呕血**,黑便和血便(直肠出血)。

肝性脑病可表现为记忆力下降、扑翼样震颤、反应迟钝、**结构性失用**、嗜睡,进而**昏迷**。肝性脑病的发生与门体**分流**相关,当**肝脏**解毒能力下降时更易导致其发生。**消化道出血**也是诱导因素之一,血红蛋白经消化产生大量**氨基酸**,进而代谢为氨致血氨升高,诱发肝性脑病。

人工门体分流通道的建立及β-**受体阻滞剂**可以降低门脉压力。**手术分流**可以直接连接门静脉和下腔静脉。近年来,在放射引导下,通过颈静脉在肝内植入一柔韧的金属支架建立分流通道,成为一种广泛实行的微创手术,称为"经颈静脉肝内门体分流术(**TIP-SS**)"。这一手术可以降低门脉压力,减少腹水,但是会增加肝性脑病的风险。

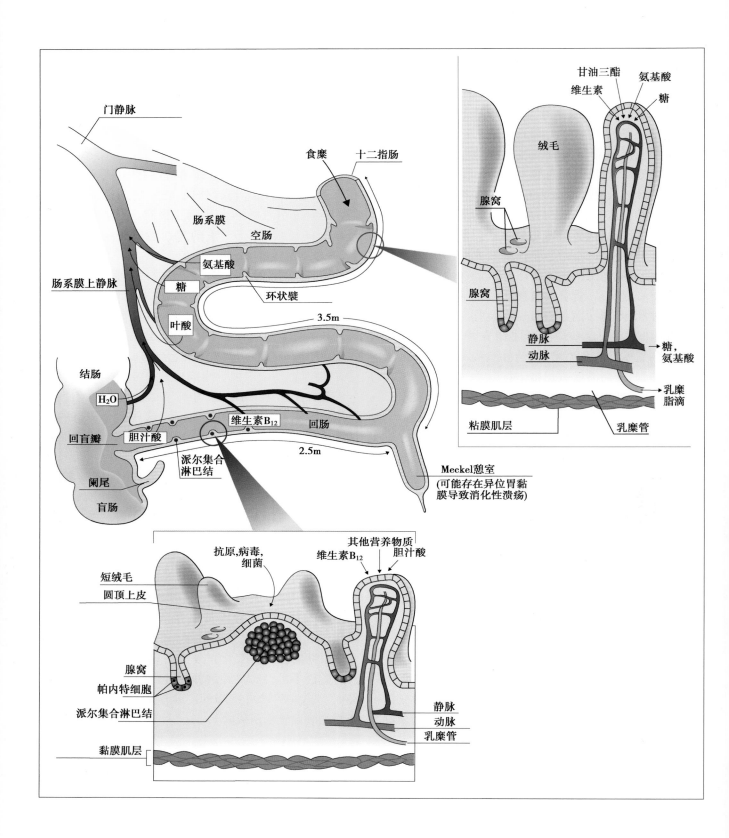

空肠和回肠是消化道的主要吸收场所,是维持生命至关重要的器官。若因手术或疾病导致功能性小肠短于1m,将引起肠功能衰竭。

结构

空肠始于十二指肠末端 Treitz 韧带处,长约**3.5m**。**回肠**始于空肠末端,止于盲肠,长约2.5m。在回肠末端,一松弛的黏膜皱襞伸入盲肠形成瓣状结构,称为**回盲瓣**,具有阻止盲肠内容物返流入末端回肠的作用。

空肠和回肠由连接于腹腔后壁的**肠系膜**包饶,因系膜的活动性较好,小肠的位置亦不固定。

空肠和回肠的**血供源于肠系膜上动脉**,则经肠系膜上静脉回流至**门静脉**。淋巴液则经肠系膜淋巴结和上行淋巴管回流至**胸导管**。

空肠和回肠的**微结构**类似于十二指肠,但无十二指肠腺(见第6章)。空肠绒毛长而宽,成叶状,回肠绒毛则短而圆钝。空肠的腺窝较回肠深且潘氏细胞较少,常见环状皱襞,由黏膜下层隆起形成,可加大吸收面积。随着肠道延伸,肠腔逐渐变小,末端回肠可见较多**派尔集合淋巴结**。

功能

在肠腔内,肠黏膜分泌的双糖酶和肽酶参与由胰酶始动的消化过程(见第21章)。

空肠上皮细胞上的特殊酶促通道还参与食物中的**叶酸**的加工和吸收。在末端回肠,**维生素 B_{12}** 与内因子分离,经回肠上皮细胞吸收(见第22章)。

在小肠近端,由混合微团释放的胆汁酸促进脂肪被消化吸收,在末端回肠,胆汁酸又经由特殊的转运蛋白被重吸收。重吸收的**胆汁酸**可经肝脏重新进入肠道,形成**肠肝循环**。回肠的这些特殊功能对于机体的营养健康至关重要。

肠道营养吸收功能的维持至少需要长约**1m**的功能性小肠,因手术或疾病造成功能小肠少于1m称为**短肠综合征或肠衰竭**。

相较于近端小肠和空肠,末端回肠的淋巴组织更为丰富。这也反映了末端回肠的细菌负荷更高,更易发生克罗恩病,肠结核和耶尔森菌感染,具有重要的免疫学意义(见第19、35 和 36 章)。

常见疾病

小肠功能紊乱常表现为**腹痛**、**腹泻**、**肠胀气**、**消瘦**和**营养不良**。肠内病变、肠外压迫、肠扭转和绞窄性疝可引起**肠梗阻**,典型症状包括**腹痛**、**食欲缺乏**和**呕吐**。

在流行疫区,蓝氏贾第鞭毛虫,蛔虫,钩虫和绦虫等的**慢性感染**可引起营养不良。免疫低下者则常见微孢子虫和隐孢子虫的感染,引起难治性腹泻。

伤寒沙门氏菌可经派尔集合淋巴结入侵机体,引起**伤寒**,可表现为急性发作甚至肠穿孔。

大肠内的共生菌在肠道解剖结构异常时可以大量增殖并移位到小肠内,如先天性憩室,术后盲祥,肠道运动功能异常,**移位细菌的大量增殖**可以导致肠胀气,腹痛,腹泻和吸收不良。

热带旅行者可发生慢性肠道细菌感染,从而引起肠黏膜受损致吸收障碍,称为**热带口炎性腹泻**,其发病率现已显著下降。

小肠肿瘤比较少见,常见病理类型有良性或恶性的神经内分泌肿瘤、淋巴瘤、腺癌、平滑肌瘤。而在胃肠道感染高发区,如远东地区,一种被称为免疫增生性小肠病(**IPSID**)的小肠淋巴瘤相对多见。

Meckel 憩室,由小肠与卵黄囊连接处未完全闭合形成,有异位的泌酸胃黏膜,可形成消化性溃疡,引起疼痛和出血。这是最常见的一种小肠畸形,但通常无症状。

克罗恩病,可累及整个肠道,60% 病例病变位于回肠末端,可引起黏膜溃疡,透壁肉芽肿,还可形成炎性包块,及与邻近器官(例如膀胱)相通的瘘管。回肠末端的克罗恩病的发生与 **NOD2 基因**突变相关,该基因可能参与了单核细胞和潘氏细胞与肠道细菌的相互作用(见第36章)。回盲肠**结核**和**耶尔森菌**小肠结肠炎可有类似于克罗恩病的表现。

小肠肠祥由于活动度大,容易发生**肠疝气**和肠粘连,引起**肠梗阻**,需要手术复位。肠系膜上动脉栓塞或肠系膜静脉栓塞可引起肠梗死和肠衰竭。

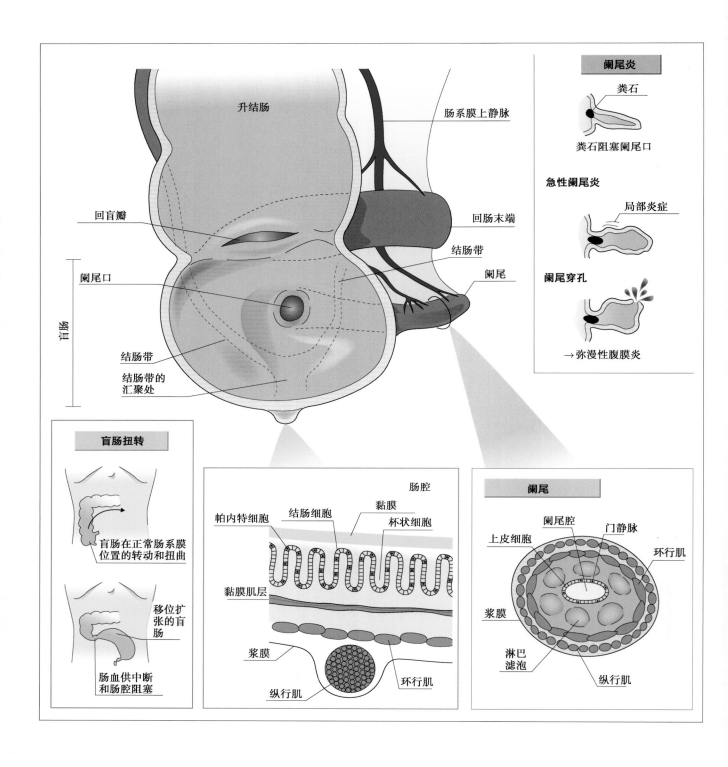

升结肠

肠系膜上静脉

回盲瓣

回肠末端

结肠带

阑尾口

阑尾

盲肠

结肠带

结肠带的
汇聚处

阑尾炎

粪石

粪石阻塞阑尾口

急性阑尾炎

局部炎症

阑尾穿孔

→ 弥漫性腹膜炎

盲肠扭转

盲肠在正常肠系膜
位置的转动和扭曲

移位扩
张的盲
肠

肠血供中断
和肠腔阻塞

肠腔

帕内特细胞

结肠细胞

黏膜

杯状细胞

黏膜肌层

浆膜

纵行肌

环行肌

阑尾

阑尾腔

门静脉

上皮细胞

环行肌

浆膜

淋巴
滤泡

纵行肌

盲肠是大肠的起始部,左侧与回肠末端相连接,其向外伸出的细长盲管是阑尾。

结构

盲肠和阑尾通常位于右侧髂窝。**回盲瓣**伸入肠腔形成盲肠上界,肠壁向下延续形成碗状肠腔,其末端经裂隙状开口连接阑尾。盲肠由**肠系膜上动脉**供血,其血液经**肠系膜上静脉**回流至门静脉。盲肠的淋巴液则经肠系膜淋巴结和上行淋巴管回流至胸导管。

盲肠和阑尾通过**肠系膜**连接于后腹壁,该肠系膜长度可变。通常盲肠与后腹壁的连接比较固定,而阑尾的活动度较大。

盲肠肠壁较薄,肠壁上的纵向平滑肌形成三条**带状结构**汇聚于盲肠顶端,在结肠镜下表现为"**三射形皱褶**"结构。

盲肠在显微结构上表现为典型的大肠上皮,**没有绒毛和深隐窝**。其上皮细胞主要为成熟的肠黏膜细胞和**杯状细胞**,可见散在的肠道内分泌细胞和潘氏细胞。

阑尾上皮如果出现结构紊乱以及溃疡,其黏膜层和黏膜下层的**淋巴组织**因此将会显露。肠内分泌细胞散在分布于阑尾上皮。

功能

人类的盲肠和阑尾几乎没有特别的生物学功能。在其他哺乳动物体内,盲肠和阑尾肠腔内富含**共生细菌**,参与纤维素的消化。

阑尾有丰富的淋巴组织,参与机体**免疫应答**。在**阑尾切除**患者中,**溃疡性结肠炎**的发病率较对照人群降低。

常见疾病

阑尾腔的堵塞会引起感染和炎症,导致**阑尾炎**的发生。阑尾手术中常见**粪渣**阻塞肠腔。发病初期,阑尾炎表现为**脐周痛**、恶心、呕吐。机制为发育自原始中肠的**内脏神经**将痛觉传递至脐周,并刺激**呕吐中枢**兴奋。随着疾病进展,炎症累及阑尾外的壁层腹膜,经神经纤维传导至**躯体感觉**皮层,引起定位于**右侧髂窝**的疼痛。如未及时治疗,可进展形成阑尾**脓肿**,甚至脓肿破裂导致**腹膜炎**。

局部的细菌还可经静脉回流移位至肝脏,引起**肝脓肿**(见第 35 章)。

阑尾的肿瘤良性居多,常无症状。

盲肠因肠壁较薄,疾病受累时易发生**穿孔**,常见于小肠梗阻或严重的结肠炎(中毒性巨结肠)。

当**盲肠系膜扭转**时,可引起肠腔梗阻和血供中断,引起盲肠扭转,最终导致肠梗死和穿孔。

结核病、**克罗恩病**、**结肠癌**均可累及盲肠,但盲肠肿瘤多无症状,其发现时往往已进展至晚期。

13 结肠

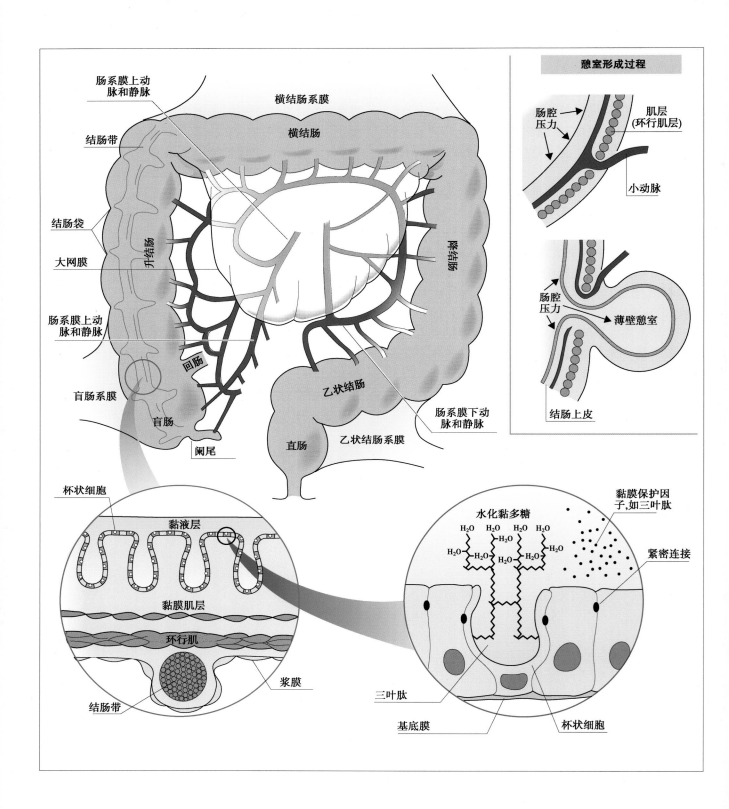

憩室形成过程

肌层(环行肌层)

肠腔压力

小动脉

肠腔压力

薄壁憩室

结肠上皮

肠系膜上动脉和静脉

横结肠系膜

横结肠

结肠带

结肠袋

升结肠

大网膜

降结肠

肠系膜上动脉和静脉

回肠

盲肠系膜

盲肠

阑尾

直肠

乙状结肠

乙状结肠系膜

肠系膜下动脉和静脉

杯状细胞

黏液层

黏膜肌层

环行肌

结肠带

浆膜

水化黏多糖

黏膜保护因子,如三叶肽

紧密连接

三叶肽

基底膜

杯状细胞

结肠长约 1.5m,构成了大肠的主要部分,但其对于生命的维持而言并不是必需的。

结构

结肠可分为 4 个部分(升结肠、横结肠、降结肠、乙状结肠)。**升结肠**始于盲肠顶端,在腹腔右侧向上至肝下缘,向左弯曲形成**结肠肝曲**。**横结肠**由此开始,从右至左形成一松弛的拱形结构,其长度变异较大,在脾脏处急转直向后下延伸为**降结肠**,形成**结肠脾区**。降结肠继续向下直至骨盆边缘延伸为**乙状结肠**。乙状结肠的上端和下端均较为固定,接续于**直肠**。其中间肠段在骨盆边缘弯曲,由系膜悬于盆壁。

升结肠和降结肠大部位于**腹膜后**,横结肠由一短系膜固定于腹腔后壁。

大网膜是一层由腹膜上皮覆盖的系膜,其内富含疏松的脂肪和结缔组织。其上端附着于横结肠,在腹腔内形成一围裙样结构。大网膜是腹内**脂肪的储存**部位,中年人的腹围与其脂肪含量密切相关。

升结肠和近端横结肠由**肠系膜上动脉**供血,其余结肠则由**肠系膜下动脉**供血。在两条动脉供血的交叉区称为分水岭部位,容易发生缺血。结肠的静脉血**经肠系膜上下静脉**回流至**门静脉**。

结肠肠壁结构类似于消化道的其他部位,但其纵向平滑肌是不连续的。其肠壁由外向内依次为:
- 浆膜
- 纵行肌(结肠带)
- 环形肌
- 黏膜下层
- 黏膜肌层
- 黏膜层,包括固有层和单层柱状上皮层

纵行肌形成三条**带状结构**,又称**结肠带**。结肠带的收缩可使结肠缩短,并形成特征性的囊状突起,即结肠袋。

固有层包含纤维母细胞,淋巴细胞,其他白细胞,肠嗜铬细胞,神经纤维和血管,但不具有淋巴管,这也是结肠癌晚期才发生淋巴道转移的原因。

结肠上皮没有绒毛,但富含开口于肠腔的**腺窝**,其由**单层肠上皮细胞**和杯状细胞构成,散在分布肠内分泌细胞。**干细胞**位于腺窝底部。升结肠上皮还可见少量潘氏细胞,在炎症性肠病(IBD)患者中,潘氏细胞数目增加。

杯状细胞可以产生大量**黏液**覆盖于肠上皮,形成一层强有力的水化保护层,避免肠黏膜受到机械损伤和细菌入侵。

黏液层主要成分是多肽链,这些多肽链之间由二硫键连接,形成稳固的**黏多糖**结构。其丰富的碳水化合物侧链具有亲水特性,其水化后可形成光滑的**凝胶**。杯状细胞还可以产生**三叶肽**,促进肠黏膜修复,具有增强机体防御能力的作用。

结肠的供血血管需要穿过环形肌,其造成的空隙是肠腔机械屏障的一个潜在弱点。尤其是在乙状结肠,黏膜可经空隙疝突出形成**憩室**。

功能

经过空肠和回肠的消化吸收,肠腔内的**水分**可经结肠**重吸收**。这一过程使粪便形成半固态形态后排出体外。结肠平滑肌的收缩混合,挤压肠内容物,使粪便进入直肠。实行结肠全切术后,机体可通过摄入额外的电解质和水分,以补偿因结肠切除而造成的营养丢失。

结肠内容物约含有 **1012 个细菌/克**,这些都是结肠的正常共生菌。结肠细菌约有 **500 余种**,包括常见的乳酸杆菌,双歧杆菌,拟杆菌和肠杆菌,大多数为**厌氧菌**。有一部分是**潜在病原体**,通过质粒和噬菌体获得毒力,如梭菌属,大肠埃希菌。这些肠道菌群之间的平衡对于机体健康非常重要,平衡的打破往往会导致疾病的发生。

常见疾病

腹痛,排便习惯改变(便秘或腹泻)和**肠胀气**是结肠病变的常见症状。出血会引起**贫血**,**血便**,或**大便隐血**试验阳性(见第 45 章)。

在西方,**结直肠癌**是癌症相关死亡的第二大原因,其死亡率达 2%(见第 39 章)。

细菌性和阿米巴**痢疾**在疫区旅行者中常见。

溃疡性结肠炎的病变部位位于结肠和直肠;而克罗恩病除了累及结直肠,也可引起回肠炎和肛周炎症(见第 36 章)。

结肠憩室可受粪便影响,引起炎症从而导致疼痛,称为**憩室炎**。憩室壁的血管受累可引起大出血。结肠憩室炎常表现为**左下腹**腹痛。

结肠血供障碍可引起缺血,表现为结肠炎,又称**缺血性肠炎**。其常见发病部位位于结肠脾区,为肠系膜上下动脉的供血交叉区,即分水岭区。

结肠息肉、肿瘤和**血管发育异常**均可引起贫血。

肠易激综合征(IBS)通常表现为便秘、腹泻、腹痛,没有器质性病变(见第 31 章)。

14 直肠和肛门

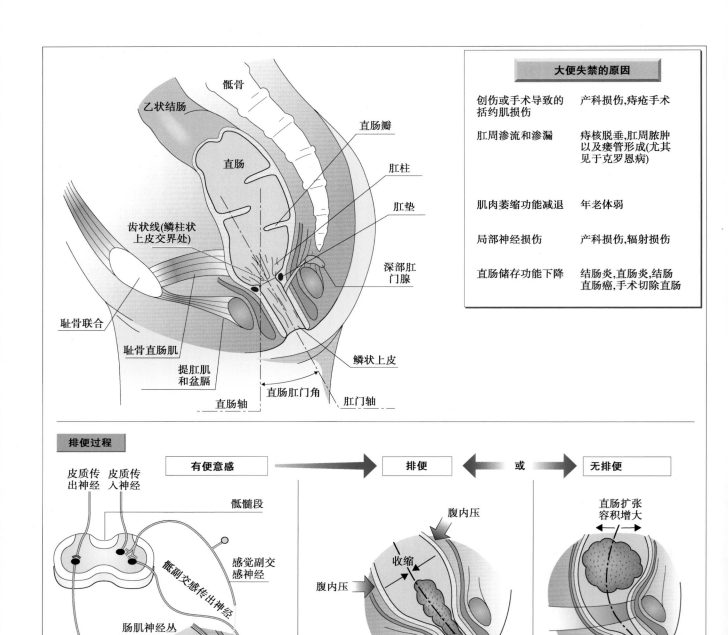

大便失禁的原因	
创伤或手术导致的括约肌损伤	产科损伤,痔疮手术
肛周渗流和渗漏	痔核脱垂,肛周脓肿以及瘘管形成(尤其见于克罗恩病)
肌肉萎缩功能减退	年老体弱
局部神经损伤	产科损伤,辐射损伤
直肠储存功能下降	结肠炎,直肠炎,结直肠癌,手术切除直肠

上图标注:
骶骨
乙状结肠
直肠
直肠瓣
肛柱
肛垫
齿状线(鳞柱状上皮交界处)
深部肛门腺
耻骨联合
耻骨直肠肌
提肛肌和盆膈
鳞状上皮
直肠肛门角
肛门轴
直肠轴

排便过程

有便意感 → 排便 ← 或 → 无排便

皮质传出神经
皮质传入神经
骶髓段
感觉副交感神经
骶副交感传出神经
肠肌神经丛
骶髓传出神经
肛门外括约肌
肛门内括约肌

腹内压
收缩
腹内压
肛门外括约肌舒张
直肠肛门角消失

直肠扩张容积增大
直肠肛门角度变大
肛门内括约肌收缩

直肠和肛门构成了消化道的终末端。

结构

直肠长约 **12~15cm**，位于**乙状结肠**和肛门之间。直肠位于骶骨前面，除了近端和前端，其大部分位于腹膜后。在男性，直肠位于**前列腺**和精囊后；在女性，其位于**道格拉斯窝**，子宫和阴道后面。

直肠的肠壁结构与结肠基本相同，但是其纵行肌是连续的。直肠黏膜伸向肠腔形成三个半月形的横向皱襞，称为**直肠瓣**，直肠瓣可以防止粪便自发进入末端直肠而不妨碍肠道气体排出。

直肠远端黏膜形成纵行的黏膜皱襞，称为**肛柱**。在直肠肛门连接处，相邻的肛柱下端由小的皱襞连接，称为**肛瓣**。肛瓣边缘围成的线称为**齿状线**，是直肠黏膜和肛管黏膜的**分界线**，其上为柱状上皮，其下为鳞状上皮。

齿状线周围有三个疏松的结缔组织垫环绕，称为肛垫。其内分布有**直肠静脉丛**，并与肛门括约肌的功能相关，随着年龄的增长，静脉丛扩张形成痔。

肛管长约 **2.5~4cm**，其肠腔朝后，与直肠形成70°的夹角，此**夹角**有助于肛门括约肌的功能。肛管的环形肌与直肠平滑肌层接续，形成有力的**肛门内括约肌**。外层的**肛门外括约肌**为随意肌（横纹肌）。肛提肌和耻骨直肠肌包绕肛管，成为骨盆底的一部分。**肛提肌**向上提拉肛管，耻骨**直肠肌**使肛管向前向上，使**肛门直肠角**度变小，增强括约肌的作用。

肛管内覆盖有非角质化的复层鳞状上皮，延续于肛周皮肤。括约肌深部分布着**肛管黏膜下腺体**，其分泌物通过细长导管分泌至肛管黏膜表面，起到润滑和保护管腔的作用。

直肠和肛管由脊髓骶段发出的**自主神经**和**躯体神经**共同支配。肛门内括约肌由**副交感神经**支配，肛门外括约肌由**骶神经运动神经元**支配。肛管还分布有躯体感觉神经末梢，和皮肤一样对痛觉和触觉敏感。

功能

直肠**储存**粪便，肛管控制排便。直肠较其他大肠部分粗，并且具有**扩张能力**。

直肠扩张，引起肠腔内的**压力升高**，激动肠壁固有神经，从而促进乙状结肠的**蠕动**，肛门内括约肌松弛，完成**排便**的第一步。其中，来自骶神经丛的**副交感神经**增强固有神经的这一反射。**肛门外括约肌**由自主意识支配，当其松弛时，就可以完成排便。**耻骨直肠肌和肛提肌**协同松弛，**肛门直肠角**消失，腹部肌肉收缩增加**腹内压**，帮助粪便排出。然而当肛门外括约肌受意识支配不松弛时，则排便冲动消失。

尽管生理条件下直肠不吸收营养素，但是药物可通过**栓剂**塞肛或**灌肠**等途径，经过直肠吸收进入体循环。这一给药方式在婴儿和有吞咽障碍的患者中广泛应用。

常见疾病

直肠疾病可引起局部**疼痛**、**瘙痒**和**出血**。疼痛可抑制排便，使大便硬结，如此恶性循环可引起长期**便秘**。炎症可引起**腹泻**、**黏液便**。慢性炎症可引起直肠扩张障碍，导致**便意急促**。排便不尽则有里急后重感。局部病变，严重腹泻，或神经肌肉病变还可引起**大便失禁**。

便后鲜血常由痔引起，便中带血则提示病变部位可能位于直肠近端。

肛门外观的检查可以发现脱垂的痔，皮赘和肛裂。完善肛门直肠检查还需要行**肛门指检**，以及**直肠镜**或乙状结肠镜。

肿瘤和炎症对直肠的影响其他部分的大肠相似。在溃疡性大肠炎中，**直肠炎**最为常见。克罗恩病较少累及直肠，在 30% 的肛门直肠克罗恩病患者的病例中，表现为肛门脓肿和肛瘘。

痔是由直肠肛门界限处的肛垫发生静脉曲张引起。其病变常分级为：Ⅰ度，痔位于直肠内；Ⅱ度，痔脱出肛门外，但可回纳；Ⅲ度，长期脱出肛门外不能回纳。

大便干结，肛门括约肌张力过高，可引起肛门皮肤撕裂，导致**肛裂**。

肛周腺体感染可引起**肛周脓肿和肛瘘**，治疗时需要抗感染治疗和手术切开引流。

性传播疾病，包括人乳头瘤病毒感染引起的肛周疣、生殖器疱疹和梅毒均可累及肛门直肠。

肛门疼痛而无器质性病变称为**痉挛性肛门疼痛**。

一眼看穿系列之

胃肠道系统

The Gastrointestinal System at a Glance

第二部分

综合功能

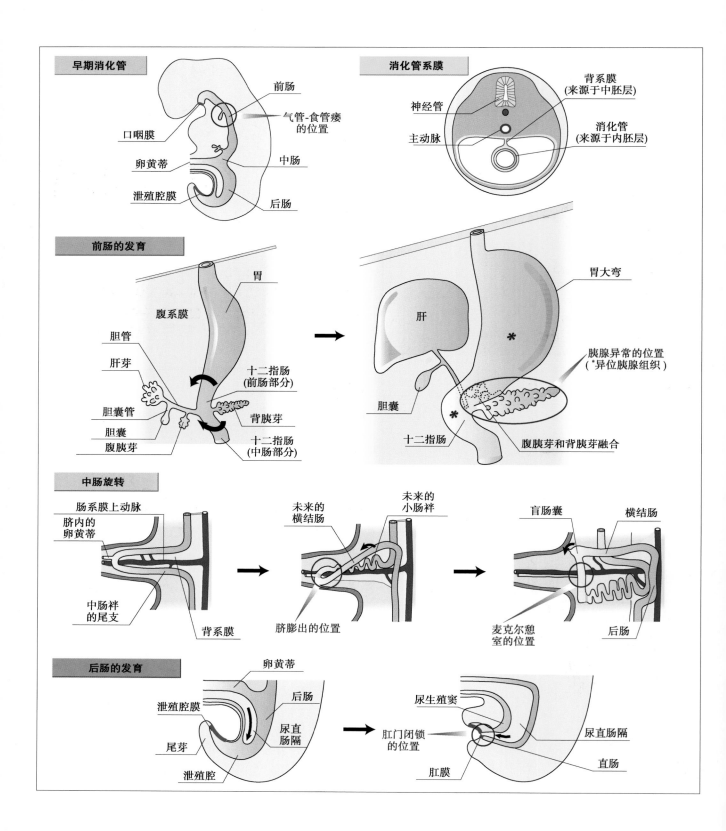

基本结构

胚胎期的肠道、肝、胆道及胰，与胚胎期的所有组织结构一样，由三个主要胚层发育而来，即**外胚层**、**中胚层**和**内胚层**。内胚层发育成大部分消化管、胰、肝和胆道的内层上皮组织。中胚层发育成围绕在上皮周围的平滑肌和结缔组织。内胚层还发育成与消化道邻近、相关的呼吸道内层。口腔和肛门的上皮由外胚层发育而来。

人胚发育的第4周，胚胎期消化管形成，起始阶段被称为**体褶**，此阶段卵黄囊的各部分掺合产生**前肠**、**中肠**及**后肠**三个区域。消化管头（颅）端和肛门（尾）端最初分别被**口咽膜**和**泄殖腔膜**所封闭。消化管逐渐被由中胚层发育而来的**肠系膜**悬挂于发育中的体壁。血供、淋巴管和神经均通过背侧肠系膜到达发育中的原肠。

前肠

前肠包括咽、食管、胃、近端十二指肠、肝和胆道系统及胰。前肠血供来自**腹主动脉**，并回流入**肝门静脉**。

食管经延长形成，生长中的**气管-食管隔膜**逐渐将食管与气管隔开。食管与气管之间偶尔可能发生气管-食管瘘这种病态的连接。胃由前肠的一处膨大发育而来，前肠快速不均匀性扩大，形成了**胃大弯**。扩大后，胃旋转了90°，同时短的背系膜移到左侧，形成一个壁凹，称为**网膜囊**；该囊的下方穿透背系膜形成悬垂的双层囊，称为**大网膜**。与此同时，腹系膜形成肝**镰状韧带**和**小网膜**。

十二指肠由前肠的尾部和中肠头部发育而来，并形成 C 形弯曲，由于胃的旋转，十二指肠转向右侧。为了顺应上述旋转，十二指肠的系膜先是附着在腹膜壁层，而后被腹膜壁层吸收，因此十二指肠是**继发性腹膜后位器官**。

肝和胆道起源于前肠尾部腹侧内胚层的旁枝。**肝憩室（肝芽）**延长伸入到一个被称为**原始横膈**的区域内，一大块中胚层将**心包**从中肠分隔出来，并参与形成**横膈**。当肝芽膨胀，填充了大部分的腹腔，剩下的前肠连接变窄形成**胆管**。增殖的内胚层细胞发展成肝细胞，这些肝细胞以树枝状的**肝索**形式排列。胆囊以胆管**旁枝**的形式形成，当其膨胀时，移行处形成**胆囊管**。

胰由前肠尾部的背侧及腹侧内胚层的芽发育而来。当十二指肠旋转时，腹胰芽跟着被带动，并与背胰芽融合。背胰芽形成胰的大部分，同时腹胰芽则发育成胰的**钩突**和胰头的大部分，而它的沟槽形成**主胰管**。

如果背胰和腹胰在发育过程中融合失败，胰尾、胰体和部分胰头处的胰液排出将经过小的圣托里尼氏副胰导管，而不是威尔桑主胰管。这是胰腺最常见的发育异常，称为**胰腺分裂**。异位胰腺组织在发育过程中移位被称为**胰腺安置**，可发生于十二指肠或胃。如果胰芽旋转不完全，环形的胰腺组织可能会围绕在十二指肠周围——**环状胰腺**。

中肠

中肠形成胆管远端的十二指肠、空肠、回肠、盲肠、阑尾、升结肠和近端三分之二的横结肠。中肠的供血血管和血液回流血管分别为**肠系膜上**动脉和静脉。

中肠被背系膜悬于腹壁，并快速延长形成 U 形祥。中肠祥伸入**脐**，通过变窄的**卵黄蒂**与卵黄囊相通。突入脐的疝是由于肠和肝快速生长，结果发育中的腹腔空间不足所致。中肠在脐内，围绕着血供旋转90°。肠逐渐返回腹腔，延长不够快的**原始结肠**，通过旋转180°至其最终的位置。

发生肠旋转不良，可能在此后的生命历程中引起麻烦。假如复位不完全，婴儿出生时可能伴有**脐膨出**，即腹腔内容物仍在体外。这种先天性畸形与**腹裂**不同，腹裂形成的疝是通过腹壁的裂缝膨出的。肠与卵黄蒂的附着点可能是发生先天性畸形的部位，包括永久性纤维束、回肠-脐瘘，或更常见的是肠的小憩室，称为**麦克尔憩室**。中空管道的某一部分发育不良，偶尔会造成**闭锁**，引起异常部位的先天性肠梗阻。

盲肠由中肠祥尾支的小囊突发育而来。盲肠突的顶点形成一条长管，将变成**蚓状阑尾**。

后肠

后肠发育成横结肠远端三分之一、降结肠和乙状结肠，直肠及肛管上部，由**肠系膜下**动脉和静脉为其供血及回收血液。

后肠末端是一个内衬内胚层的空腔，称为**泄殖腔**，它逐渐被尿直肠隔分成**直肠肛管**和**尿生殖窦**。隔膜顶部与泄殖腔膜融合，并形成**会阴体**。

肛管的头端由后肠内胚层发育而来，而尾端由**肛凹**的外胚层衍生形成。外胚层和内胚层部分最初被肛膜分隔，肛膜通常在出生前破裂，使消化道与**羊膜腔**相通。这个过程失败将造成出生时**肛门闭锁**。

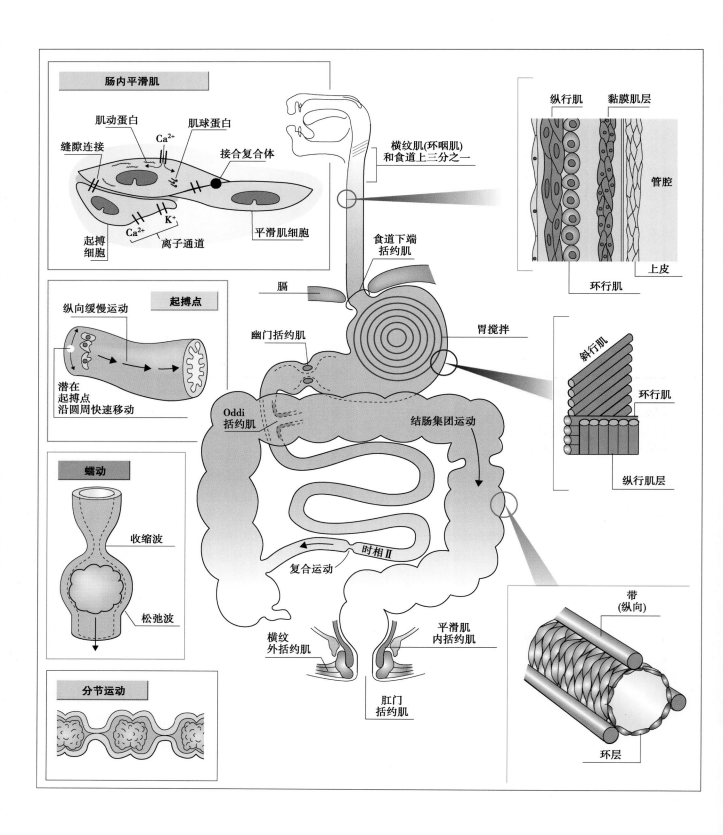

肠内平滑肌

肌动蛋白　肌球蛋白

缝隙连接　Ca²⁺　接合复合体

起搏细胞　K⁺　离子通道　平滑肌细胞

Ca²⁺

起搏点

纵向缓慢运动

潜在起搏点沿圆周快速移动

蠕动

收缩波

松弛波

分节运动

纵行肌　黏膜肌层

管腔

环行肌　上皮

横纹肌(环咽肌)和食道上三分之一

食道下端括约肌

膈

胃搅拌

幽门括约肌

斜行肌

环行肌

纵行肌层

Oddi括约肌

结肠集团运动

时相Ⅱ

复合运动

横纹外括约肌

平滑肌内括约肌

肛门括约肌

带(纵向)

环层

肠道内的平滑肌为断裂、搅拌食物，并将食物从口腔向肛门推进提供动力。它也能使腺体释放内容物，同时使括约肌分隔肠室间隔的作用得以实现。

构造

除了口腔、舌、咽和肛门外括约肌属于随意的横纹肌外，胃肠道系统所含的是**无横纹**的**平滑肌**，受肠道自主神经支配。比较特殊的是，食管上段具有横纹肌，却又不受意志控制。

主要肌群分布在**外纵层**和**内环层**，可使中空管道缩短和缩紧。盲肠和结肠的纵层被**三条**单独的束或带捆绑。胃的肌层增加了一层内**斜肌**，同时环行肌在括约肌的周围增厚，使紧缩力增强。主要的括约肌有食管下端括约肌、幽门括约肌、Oddi 括约肌、回盲瓣和肛门括约肌。

黏膜肌层是一层肌肉薄层，将固有层与黏膜下层分开。

平滑肌细胞呈**纺锤形**，缺少横纹，由肌动蛋白和肌球蛋白有机结合成束状所形成。

功能

与横纹肌一样，收缩通过**肌动蛋白和肌球蛋白的交联**介导完成。收缩始于细胞内 Ca^{2+} 浓度增加，这一过程受激素和神经信号调控。

肌细胞内散在分布着内在电起搏细胞，它们产生一个电去极和复极的特征性**低频波**，称为慢波，沿肠下传。起搏细胞通过**缝隙连接**传递信号，信号沿周缘的传播速度比沿横轴快，因此**同步波**沿肠传播。每个器官都表现出不同的起搏频率；比如，通过腹壁电极（**胃电图**）可以检测到**胃慢波**的频率是每分钟三次收缩。

紧张性收缩

紧张性收缩大多是一些**持续的**、低压力的收缩，见于以**储存**功能为主的器官，如胆囊和直肠。高压力的紧张性活动是**括约肌**的特征。

阶段性收缩

肠道主要的收缩形式是这些短暂的、有节律的收缩。它们受内在起搏点、自主神经和协调反射肠神经活动的控制，包括下列几种：

- **蠕动**：这是一种复杂的运动，以一个肌肉松弛波跟随着一个肌肉收缩波的形式，由肠道近端向远端下传。蠕动波将它前面的内容物向前推进，在食管、胃和小肠最为明显。呕吐时，蠕动收缩逆向移动（从远端向近端）。
- **胃搅拌**：这是幽门部紧张性收缩和胃剧烈蠕动的结果，能反复**挤压**、**混合**固体食物，将其变成**半液态食糜**送入十二指肠。

- **分节运动**：这是种间隔随意、**非推进性**的环行肌收缩，可以混合肠内容物。
- **结肠集团运动**：这种强大的、扫除性的收缩每天出现少数几次，将粪便推入直肠并刺激排便。
- **消化间期移行性复合运动（IMMC）**：出现在两餐间，包括三个时相，每个时相持续约一小时。第一时相为静止期。第二时相，由不规则分节运动构成，随后进入第三时相，由强有力的收缩波构成，该收缩波从食管下端向回肠末端移动，将胃和肠内的食物残渣清扫干净，被称作"**清道夫**"。

调控

蠕动是肠的固有特性，甚至是外科分离的肠段也会发生蠕动，它由反射性肠神经活动介导。**一氧化氮**（NO）是蠕动波波前松弛的主要介质，而**乙酰胆碱**（Ach）和其他神经递质则调节收缩。

肠内分泌和神经途径介导的**反射运动**涉及了胃肠道系统中在空间上不相连的部分，如十二指肠内的食物刺激产生的缩胆囊素引起胆囊的收缩，**胃结肠反射**（进食后产生排便冲动）和**回肠制动**（食物达到小肠末端时回肠蠕动减少）。

肠内分泌细胞释放的**血清素**（5-羟色胺，**5-HT**），作用于肠神经元，是肠道活动中一种关键的调节物。**5-HT₄**受体介导肠活动增加，而 **5-HT₃** 受体介导的作用则相反，选择性抑制剂或可证明对治疗有利。

常见病症

运动障碍可表现为**疼痛**、**不适**、**早饱**、**呕吐**、**腹泻**或**便秘**。可伴有一些罕见但严重的情况，也可伴有一些较常见的情况。

食管运动障碍可引起疼痛（吞咽痛）和难吞咽（**吞咽困难**）。强有力的、不协调的痉挛（**胡桃夹食管**）可引起剧烈疼痛。**贲门失弛缓症**，即食管下端括约肌紧张性活动过度，近端蠕动缺失，导致吞咽困难和食管末端膨大。

由于先天性**幽门括约肌肥厚**，婴儿可能产生胃出口梗阻，出现顽固性**喷射性呕吐**。

外科手术或重病之后出现的广泛性肠麻痹，称为**麻痹性肠梗阻**，可能因低血钾、低血钙和阿片类药物的影响而加重、恶化。通常能自行恢复。

运动异常可能造成**慢传输型便秘**、肠功能紊乱、**肠易激综合征（IBS）**。

平滑肌痉挛可采用美贝维林和东莨菪碱治疗，括约肌痉挛或可采用机械扩张或注射肉毒杆菌毒素。这两种技术也被用于治疗贲门失弛缓症。

多巴胺受体激动剂，如甲氧氯普胺、促胃动素受体激动剂（如红霉素）和胆碱能药（如新斯的明），均可激发异常运动。

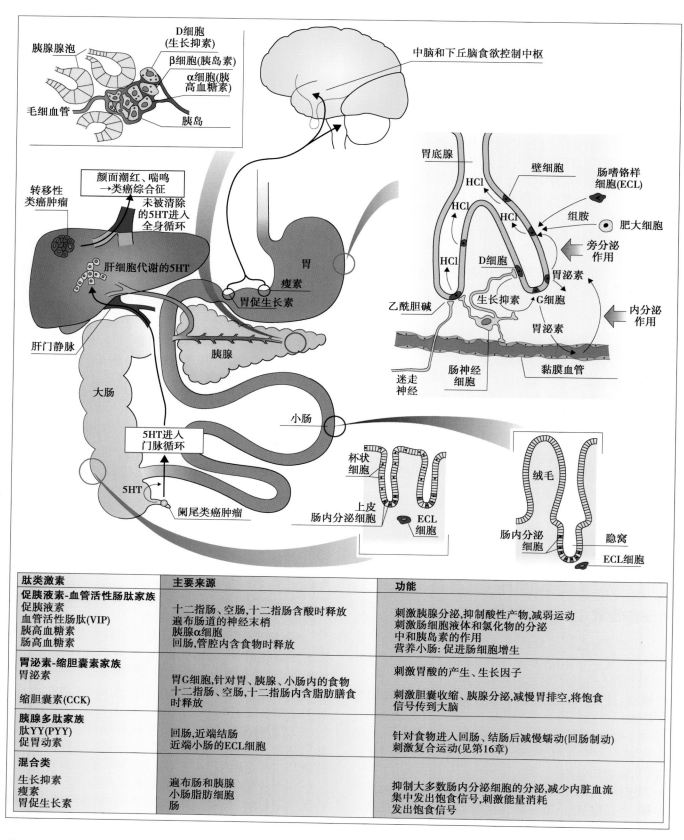

肽类激素	主要来源	功能
促胰液素-血管活性肠肽家族 促胰液素 血管活性肠肽(VIP) 胰高血糖素 肠高血糖素	十二指肠、空肠,十二指肠含酸时释放 遍布肠道的神经末梢 胰腺α细胞 回肠,管腔内含食物时释放	刺激胰腺分泌,抑制酸性产物,减弱运动 刺激肠细胞液体和氯化物的分泌 中和胰岛素的作用 营养小肠:促进肠细胞增生
胃泌素-缩胆囊素家族 胃泌素 缩胆囊素(CCK)	胃G细胞,针对胃、胰腺、小肠内的食物 十二指肠、空肠,十二指肠内含脂肪膳食 时释放	刺激胃酸的产生、生长因子 刺激胆囊收缩、胰腺分泌,减慢胃排空,将饱食 信号传到大脑
胰腺多肽家族 肽YY(PYY) 促胃动素	回肠,近端结肠 近端小肠的ECL细胞	针对食物进入回肠、结肠后减慢蠕动(回肠制动) 刺激复合运动(见第16章)
混合类 生长抑素 瘦素 胃促生长素	遍布肠和胰腺 小肠脂肪细胞 肠	抑制大多数肠内分泌细胞的分泌,减少内脏血流 集中发出饱食信号,刺激能量消耗 发出饱食信号

第一个被发现的激素是肠激素**促胰液素**。此后，被描述的肠（或原肠）激素已经超过 30 种，它们均由遍布在胃肠系统的特异性肠内分泌（亦称神经内分泌）细胞分泌。它们主要调控胃肠运动及分泌，同时它们介导的信号从肠的一处传导到另一处及肠外，如中枢神经系统。

构造

肠内分泌细胞

肠内分泌系统呈**弥散性**分布。大多数肠内分泌细胞位于肠**上皮**。它们形态各异，但大部分呈锥体状，锥底位于基底膜上，基底膜分布着显著的**分泌颗粒**。一些细胞跨越了上皮细胞，其顶端与管腔接触，而另一些细胞则不然。**肠嗜铬样细胞**（ECLs）在结构上与之相似，但却分布在黏膜下层或胰岛内。

许多肠内分泌细胞所含的激素超过一种，而且这些激素优先分布在胃肠系统不同部位的细胞内。肠内和中枢神经系统的神经元中也能发现肠激素，因此，它们常常被称为"**肠脑肽**"。因此，胃肠系统的内分泌和神经内分泌作用往往存在着重叠。

肠激素

除肽类激素外，几乎所有肠内分泌细胞都含有**血清素**（5-羟色胺，**5HT**），而 ECL 细胞含有**组胺**。大部分肠激素属于**短肽**，以较大的前多肽原的形式合成，并被解离、酰胺化、硫酸化等修饰。这些肠激素按**结构家族**归类，它们的组织分布和功能差异很大（见图中的表格）。

功能

肠激素发挥着巨大的功能，并以不同方式工作。有些已较好地被了解，而其他的则只是刚开始被了解。部分肽类激素的功能列于表格中。

肠激素可能直接局部作用在其分泌处的附近（**旁分泌作用**）；如胰岛 D 细胞产生**生长抑素**抑制胰岛素和胰高血糖素的分泌。它们也可以先进入循环，然后再被输送到肠其他部位的靶点（**内分泌作用**）。**缩胆囊素**（CCK）便是一个例子，它由十二指肠细胞释放，然后抑制胃泌素的产生，并刺激胆囊收缩。它们也可以被输送到其他器官，尤其是送至**中枢神经系统**。瘦素和胃促生长素便是最近发现的例子，它们以饱食感为信号，参与营养的调控。

个别激素对不同靶点也可能有不同的作用，有时是由不同的**受体**所介导。能与 CCK-A 和 CCK-B 受体结合的胃泌素，以及至少有 5 种不同受体（5HT 1-5 受体）的 5HT 就是例子，它们有时候会起相反的调节作用。

一些肠激素和它们的受体具有非常明确的作用，已被成功用于靶向治疗。**组胺受体 2 型**（H2R）拮抗剂，如西咪替丁和雷尼替丁，能减少胃酸分泌，是最成功的代表之一。

同样，**奥曲肽**作为**生长抑素**类似的改良八肽（八个氨基酸）被广泛用于抑制其他肠激素的分泌，抑制肠外分泌腺的分泌，并减少内脏血流。

现在也有一些旨在抑制不同 5-羟色胺受体的新药，用于治疗肠易激综合征的症状。

试着利用**瘦素**来减少食欲并达到**减肥**的目的一般是不会成功的；不过，现在肠激素在调节体重方面的作用已经得到赏识，这是一个富有挑战、富有希望的临床研究领域。

常见病症

精细的肠内分泌功能障碍可能与 IBS 和肥胖等很常见的情况有关；但是这很难证实，还只是推测。

几乎所有严重的肠内分泌疾病都是**罕见**的，虽然尸检时经常记录到临床上无症状的类癌肿瘤。

由肠内分泌系统障碍所致的症状千变万化，反映出肠激素的效应众多。为了诊断肠激素功能障碍，可能需要检测**循环肠激素水平**（在禁食的情况下，因为进食会改变大多数激素的水平），检测尿液中 5-羟基吲哚乙酸（**5-HIAA**）的排出量或许可以确定 5-羟色胺分泌过多。

类癌肿瘤起源于肠内分泌细胞，相对比较常见。它们可分泌多种激素和生长因子，5HT 的分泌通常最显著。类癌通常发生在阑尾，但也可能发生在肠的其他部位。肝门静脉循环将来自肠类癌的 5-羟色胺运送至肝，肝能有效地清除 5-羟色胺，因此患者仍无症状。可是，当肿瘤转移到肝，它们的激素直接进入全身循环时，便产生**类癌综合征**，以 5-羟色胺释放引起的颜面**潮红**发作和生长因子引起的心和周围组织**纤维化**为特征，比如肿瘤释放的转化生长因子 β（**TGF-β**）。

G-细胞肿瘤（**胃泌素瘤**）分泌过量的胃泌素，引起**卓-艾综合征**，以严重的胃酸过多、反复的消化性溃疡和由于酸性环境下消化酶效能减弱导致吸收障碍为特征。胃泌素瘤可散发，也可与其他内分泌肿瘤联合存在，表现为一种综合征，称为**多发性内分泌肿瘤-I**，或 MEN-I。这种综合征是由于肿瘤抑制基因 *MEN1* 的遗传异常所致。

还有许多罕见的其他肠内分泌肿瘤综合征，如**胰高血糖素瘤**和引起水样腹泻伴低血钾综合征（**弗纳-莫里森综合征**）的血管活性肠肽（**VIP**）-分泌型肿瘤（见第 40 章）。

肠神经和自主神经

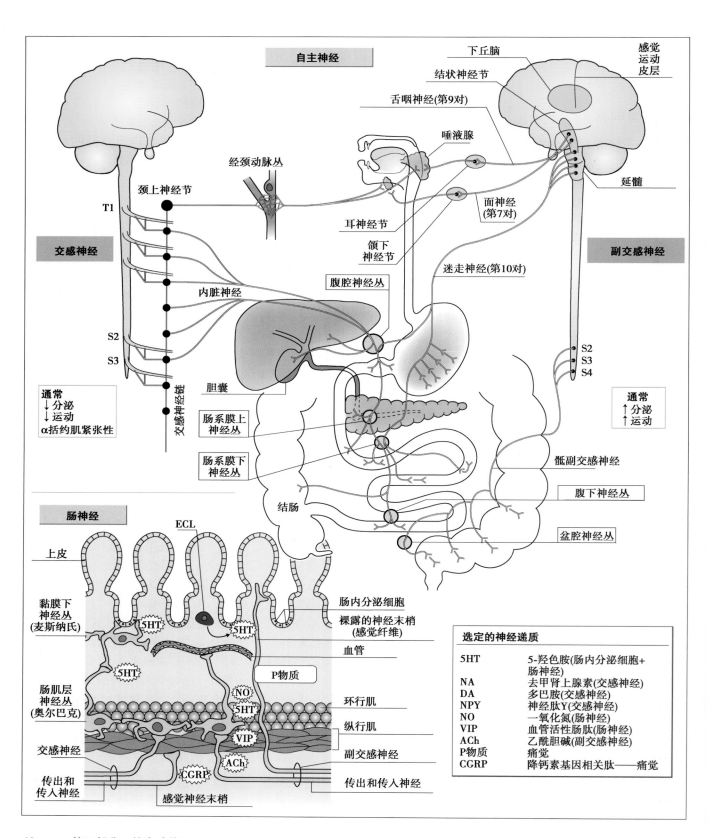

自主神经

下丘脑

感觉
运动
皮层

结状神经节

舌咽神经(第9对)

唾液腺

经颈动脉丛

面神经
(第7对)

颈上神经节

延髓

T1

耳神经节

交感神经

颌下
神经节

副交感神经

迷走神经(第10对)

内脏神经

腹腔神经丛

S2

S3

S2
S3
S4

通常
↓分泌
↓运动
α括约肌紧张性

交感神经链

胆囊

肠系膜上
神经丛

骶副交感神经

通常
↑分泌
↑运动

肠系膜下
神经丛

腹下神经丛

结肠

盆腔神经丛

肠神经

ECL

上皮

肠内分泌细胞

黏膜下
神经丛
(麦斯纳氏)

裸露的神经末梢
(感觉纤维)

5HT

5HT

血管

5HT

P物质

肠肌层
神经丛
(奥尔巴克)

NO

5HT

环行肌

VIP

纵行肌

交感神经

ACh

副交感神经

传出和
传入神经

CGRP

传出和传入神经

感觉神经末梢

选定的神经递质	
5HT	5-羟色胺(肠内分泌细胞+肠神经)
NA	去甲肾上腺素(交感神经)
DA	多巴胺(交感神经)
NPY	神经肽Y(交感神经)
NO	一氧化氮(肠神经)
VIP	血管活性肠肽(肠神经)
ACh	乙酰胆碱(副交感神经)
P物质	痛觉
CGRP	降钙素基因相关肽——痛觉

神经和激素信号协调包括运动在内的胃肠功能，同时胃肠系统有其自身固有的肠神经系统，也受自主神经系统的交感神经和副交感神经支配。

构造

肠神经系统

肠神经系统中约有 $10^7 \sim 10^8$ 个神经细胞，几乎与脊髓中的数量相当。大多数是局部终止的**短程小型**神经细胞，通常位于两层中：位于环行和纵行肌层之间的**肠肌层**（奥尔巴克氏）**神经丛**，以及位于黏膜下层的**黏膜下**（麦斯纳氏）**神经丛**。黏膜下神经丛主要负责、调节上皮细胞和黏膜下**血管**的功能，而肠肌层神经丛主要调节肠的**运动**和**括约肌**功能。

肠神经通常使用一种以上的**神经递质**，包括各种氨基酸衍生物、**肽类**、**乙酰胆碱**（ACh）、**一氧化氮**（NO）。任何一种神经递质又可能有**多个受体型**；例如，至少有 5 种不同类型的血清素（5-羟色胺，**5HT**）受体。肠神经对来自其他肠神经、自主神经和包括肠内分泌细胞在内的上皮细胞的刺激作出应答。

外部运动（传出）神经

躯体神经

躯体神经控制唇、舌和咀嚼肌，以及骨盆底部的肌肉和肛门外括约肌。

自主神经

由**颈交感神经链**发出的**交感神经**，在**内脏神经**中走行，通过腹腔及其他**神经节**，支配整个胃肠系统。

副交感神经主要通过颅神经中的**舌咽神经**（IX th）和**迷走神经**（X th）支配前肠和中肠的结构。唾液腺也接受**面神经**（VII th）中的副交感神经纤维。**骶副交感神经丛**发出副交感神经支配结肠肝曲远侧以下的部位。

外部感觉（传入）神经

口腔和舌的**触觉、痛觉和温度觉**与皮肤一样，以同样的方式在**感觉皮层**上反映出来。事实上，舌具有相当大的大脑皮层代表区。同样，躯体感觉神经支配**肛门**。味觉由中脑**孤束核**内的突触纤维传导。

胃肠系统的其余的感觉信息通过**交感神经**和**副交感神经**传入中枢神经系统。大部分肠迷走神经纤维属于传入纤维；但是，内脏感觉神经的密度要比皮肤等处的密度低得多。内脏传入神经将信号传送到**下丘脑**，一部分痛觉在此处理，同时内脏传入神经也将信号送到控制**恶心、呕吐、血压、心率**和其他自主功能的中枢。传入神经以 **P 物质**和降钙素基因相关肽（**CGRP**）作为递质。

功能

分离得到的肠段缺乏外部神经的支配，但诸如**蠕动**等复杂运动功能仍未受损，印证了肠神经系统的复杂性和完整性。肠神经同样控制着其他重要的功能，包括**分泌**和因间断进食造成的多变情况下的**血流调节**。然而，它们的功能受自主神经支配的调节。交感神经以**去甲肾上腺素（NA）、多巴胺（DA）**和神经肽 Y（**NPY**）作为递质，倾向于减弱肠运动和分泌，并增强括约肌紧张性。副交感神经主要以**乙酰胆碱（ACh）**和**缩胆囊素（CCK）**为神经递质，倾向于加强分泌和运动。

尽管在中枢神经系统中也有一些内脏感觉输入信号的空间编码，但**内脏感觉**在空间上和时间上与躯体感觉相比更**不精确**。这种情况由多种因素造成，比如感觉神经在肠和其他内脏器官分布上相对的**低密度**，事实上，内脏传入神经使用非特异的**裸露的神经末梢**而不是特异的感觉器官，如皮肤存在触觉、温度觉和痛觉感受器，所以内脏传入神经在很大程度上难以区分不同的刺激。此外，内脏传入纤维是**无髓鞘**的，传导相对缓慢，所以时间分辨率降低。

内脏感觉的低分辨率和特异性差造成内脏痛定位的困难，也是**牵涉痛**现象的部分原因。可以由**急性阑尾炎**症状演变的典型模式说明。最早的症状包括**脐周腹痛**，食欲减退和反胃在内，由支配整个中肠的内脏神经介导。随着炎症的进展，脏腹膜和壁**腹膜**开始受累，躯体神经支配的壁腹膜受到刺激，疼痛局限在炎症器官体表投影的**右髂窝**（见第 12 章）。最后，投影区部位的肌肉开始紧张，引起**肌紧张**，这是一种由运动神经支配随意肌所引起的防御性反射。

常见病症

肠神经和自主神经功能异常会造成许多典型的胃肠道症状，包括**恶心、呕吐、腹泻、便秘**和**腹痛**。肠神经系统功能障碍，造成内脏敏感性增强、异常运动增加及分泌增多，可能造成**功能性肠病**和肠易激综合征（**IBS**），尽管尚无确切的证据证明。

糖尿病和其他全身性疾病能破坏肠的周围神经，引起**自主神经病**。

希尔施普龙综合征的一种罕见的疾病，由一段结肠**肠肌层神经**先天性缺乏引起，导致严重的慢性便秘。在受累肠段的近端，患者可产生充满粪便、巨大的结肠（**巨结肠**），而手术切除受累肠段是有效的治疗方法。

有时候采取去除受累区交感神经的方法治疗**内脏疼痛**；例如慢性胰腺炎，或可移除腹腔神经节或原位破坏腹腔神经节。

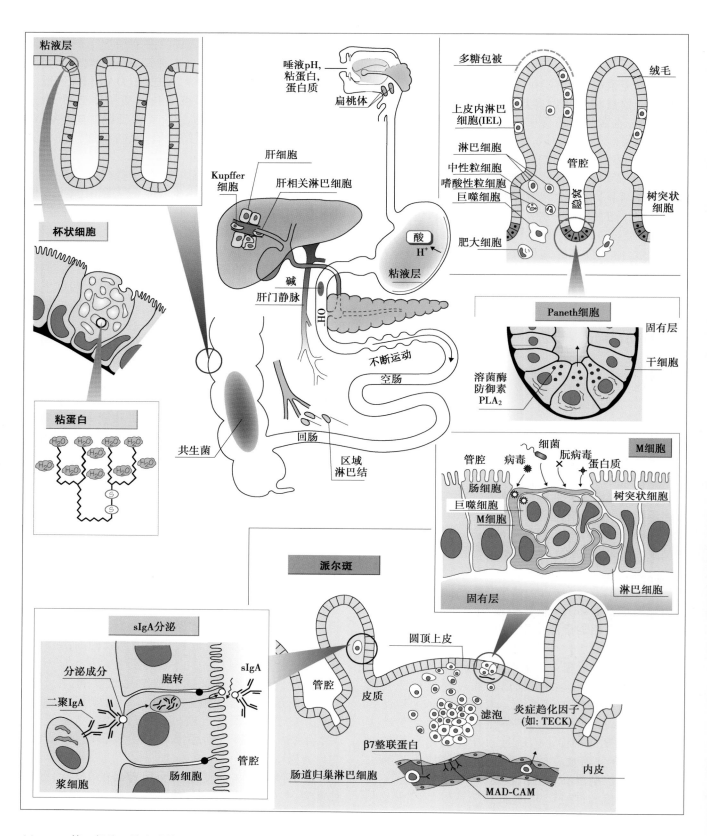

胃肠系统存在着一个巨大的暴露表面,需要维护和防御。此外,胃肠系统不断摄入朊病毒、病毒、细菌、寄生虫、惰性颗粒和毒素,还有大量的定植微生物群,特别是大肠。黏膜免疫系统调节机体如何应对这些挑战。

构造

许多结构有助于胃肠防御工程的构建。固有防御机制概括如下:

- 肠内容物的不断**运动**及其周期性排出。
- 肠分泌物的 **pH** 值和化学成分,如腐蚀性胃酸和清洁剂**胆汁酸**。
- 抗菌酶和肽类,如唾液中的**溶菌酶**和其他外分泌腺的分泌物。
- **粘蛋白类**,可形成坚韧、光滑的黏液胶,保护上皮细胞避免机械损伤。
- 上皮细胞本身的**细胞防御作用**,可以抵抗、限制病原体的入侵。
- 肠内特殊上皮细胞,如 **Paneth** 细胞,能分泌许多抗菌酶及肽类,如防御素。
- 固有层中的**肥大细胞**、**嗜酸细胞**、**中性粒细胞**、**巨噬细胞**和**树突状细胞**对突破上皮层的病原体构成了第一道防线,并将**抗原**加工、**递呈**给适应性免疫系统的细胞。

适应性免疫防御包括:

- **固有层淋巴细胞**:这些 B 细胞和 T 细胞,与血中不同的是,它们以肠为特异性靶点。
- **上皮内淋巴细胞**:上皮细胞之间可以发现 T 淋巴细胞,尤其是在小肠。它们并非迁移到此,而是定植在此处。许多此类细胞表达谱系有限的 **γδT 细胞受体**,而不是其他部位常见的 **αβT** 细胞受体。它们对 CD1 细胞表面分子递呈的**脂类抗原**起作用,而不是标准的主要组织相容性复合物(**MHC**)Ⅰ类和Ⅱ类分子递呈的肽类抗原,它们或许对应答细菌细胞膜上的蛋白脂抗原有特异性作用。
- **派尔斑**:含有 B、T 淋巴细胞及抗原递呈细胞的特异性上皮层是其特征性结构。在回肠末端数量最多。特异性**圆顶上皮**没有绒毛和隐窝,而且缺少由微绒毛和膜糖蛋白形成的多糖包被。它包含特有的上皮细胞,称为微褶或 **M** 细胞,这类细胞缺乏微绒毛,在淋巴细胞、巨噬细胞和树突状细胞周围形成膜褶皱。它们捕捉抗原,并运送抗原跨过上皮,与免疫细胞相互作用。

在圆顶上皮下,淋巴细胞、巨噬细胞和树突状细胞形成了一个疏松的富含 T 细胞的**皮质区**,同时聚集着富含 B 细胞的**滤泡**,类似淋巴结的结构。

- **扁桃体**是咽喉口周围的淋巴样聚集物,其结构和功能大致类似于派尔斑,而在胃、结肠和阑尾,派尔斑可能被固有层不太明确的淋巴样聚集物所取代。

功能

当宿主防御必须阻止感染、防止损伤胃肠道有吸收能力的上皮时,肠的共生菌对健康至关重要,系统必须区分益生菌和有害菌。此外,当肠必须对病原体作出免疫应答时,为了避免**变态反应**和**超敏反应**,它也必须防止对食物抗原发生反应。黏膜免疫系统完成这些功能的途径仍鲜为人知。因此,当病原体逐渐被击退后,对无害的肠内容物产生了**口服免疫耐受**。

- **M 细胞**。它们运送未受损的肽类、病毒和细菌跨过上皮细胞,并把它们传递给抗原处理和抗原提呈细胞。参与运送的表面分子目前还未知。
- **黏膜归巢**。口服摄入的抗原被运送到区域淋巴结,在那里抗原引起淋巴细胞增殖。这些特异性的 T 淋巴细胞和产生抗体的 B 淋巴细胞离开淋巴结后返回黏膜表面。

归巢至黏膜的过程是由细胞表面分子介导的,这些细胞表面分子与胃肠道血管表面的受体(地址素)相互作用。淋巴细胞归巢到肠表达的 α4β7 整联蛋白分子,该分子与黏膜地址素细胞黏附分子(MAD-CAM)相互作用。特异的细胞因子(炎症趋化因子)也将淋巴细胞亚群吸引到肠的不同部位;如,胸腺上皮表达趋化因子(TECK)通过表面受体 CCR9 将细胞吸引到肠。

- **分泌型二聚免疫球蛋白 A(sIgA)**。黏膜表面的大多数 B 细胞产生 IgA,它是支气管、生殖道和肠分泌物中最多的免疫球蛋白。两个 IgA 分子结合在一起形成聚合 IgA(pIgA),与上皮基底面被称为分泌成分(SC)的受体结合。这个复合体跨细胞浆(胞转)运输,在腔面通过 SC 的蛋白水解酶裂解后释放 sIgA。

常见病症

像以往假设的那样,肠上皮细胞对蛋白质、病毒和细菌没有通透性。朊病毒,如牛海绵状脑病(**BSE**)的**病原体**,病毒,如人免疫缺陷病毒(**HIV**),以及致病性细菌,如**志贺菌**,是被 M 细胞摄取,造成全身性播散和**感染**。

500 个人中大约有 1 个人存在选择性 **IgA 缺乏**,对肠道免疫没有太大的作用效果。

如幽门螺旋杆菌或乳糜泻所致的慢性免疫刺激,能导致免疫细胞过度增殖、瘤样变和肠**淋巴瘤**。

真正的**食物过敏**罕见,虽然它们的发生可能会变得更加频繁,特别是坚果抗原造成的食物过敏。

免疫应答失调与**乳糜泻**、**炎症性肠病**(**IBD**)有关。乳糜泻是对小麦和其他谷物的肽类存在超敏反应。炎症通常可被 T 淋巴细胞亚群积极控制,这些 T 淋巴细胞亚群可能具备调节功能,这种功能是 IBD 所缺乏。

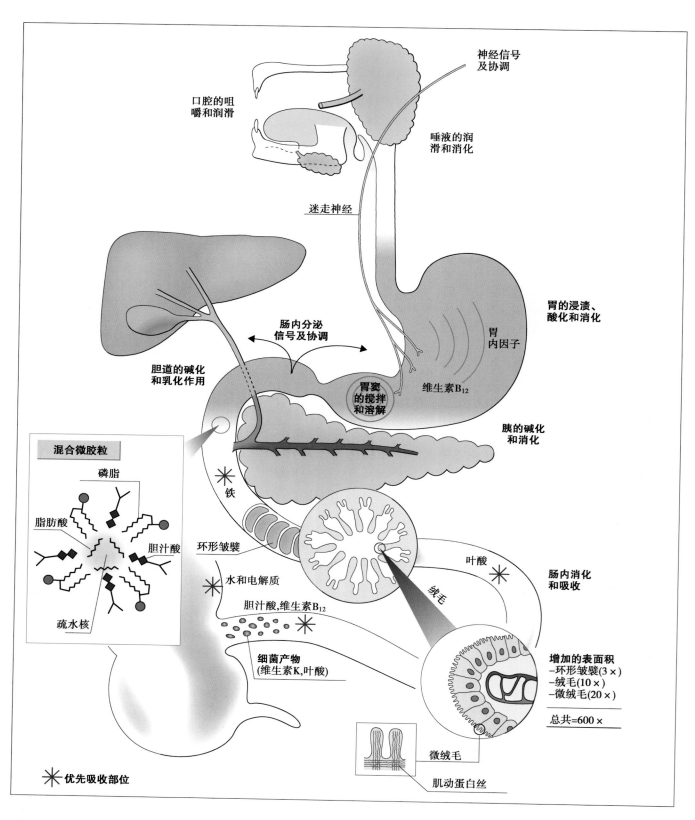

神经信号及协调

口腔的咀嚼和润滑

唾液的润滑和消化

迷走神经

肠内分泌信号及协调

胆道的碱化和乳化作用

胃内因子

胃的浸渍、酸化和消化

胃窦的搅拌和溶解

维生素B$_{12}$

胰的碱化和消化

混合微胶粒

磷脂

脂肪酸

胆汁酸

疏水核

铁

环形皱襞

水和电解质

胆汁酸,维生素B$_{12}$

细菌产物
(维生素K,叶酸)

叶酸

绒毛

肠内消化和吸收

增加的表面积
—环形皱襞(3×)
—绒毛(10×)
—微绒毛(20×)

总共=600×

微绒毛

肌动蛋白丝

✳优先吸收部位

肠主要的功能是消化和吸收营养物质,并不断地适应之。消化和吸收的细节见第 21 和 22 章;本章侧重一般原则。

协调

狩猎、聚会和超级市场购物都需要敏锐的**神经肌肉协调**,如同**咬**、**咀嚼**和**吞咽**一样。因此,虚弱的患者或罹患中风等神经系统疾病的患者会很快出现营养不良。一旦食物通过口腔进入食道,不随意的**肠道神经系统**和**自主神经**系统以及**肠内分泌**系统产生的**激素**,协调着消化和吸收。

运动性

在**蠕动**的帮助下,食物逐渐移动传过肠道,蠕动受神经和内分泌信号的调节。胃内的**搅拌**和**括约肌**的活动是前进运动的补充。胃内搅拌可以将食物混合、研磨成**食糜**,括约肌将食物分隔成合适的间隔。比如,幽门括约肌可以将食物保留在胃内,直到食物达到适合在十二指肠消化的程度。

机械分割

许多食物坚硬、不规则,可能会损害柔嫩的肠内壁。坚韧的**口腔上皮**和**牙齿**将食物切断并研磨成小块,而**唾液**湿润、润滑食物。**胃**进一步减小颗粒尺寸,强大的肌肉**搅拌**将食物转变成浓厚的悬浮物,称为**食糜**。食物颗粒尺寸的减小增加了**表面积体积比**,增强消化酶的功能。

增溶作用

食物必须溶于水介质中才能被消化酶作用,部分流质是被摄入的,大部分肠腔内的液体是由肠和外分泌腺主动**分泌**的。随后又被**重吸收**,以保持体液平衡。

乳化和微胶粒的形成

大多数膳食脂肪太疏水而不能溶于水中,所以混合在**碱性**的肠腔中乳化,形成极小的颗粒、增加了脂肪酶能接触的表面积。**两亲性胆汁酸**、磷脂和胆汁中分泌的胆固醇酯形成微胶粒,这些微小颗粒具有一个疏水核,外部分子含亲水部分。

酸化和碱化

胃内的最佳消化需要一个由**盐酸**创造的酸性环境,盐酸由胃壁细胞分泌。相反,胰酶的最佳消化需要一个由胆汁和胰液中的 HCO_3^- 提供的碱性环境。

酶

酶在消化中至关重要,它促使复杂的聚合食物在生理温度和合理的时段内以化学方法被处理成可吸收的**单体**。

酶的消化开始于含**唾液淀粉酶**的口腔,该酶分解淀粉形成糖类。胃酸抑制了淀粉酶的活性,并激活胃蛋白酶原形成**胃蛋白酶**,从而开始蛋白质的消化。大部分酶的消化在十二指肠和空肠进行,**胰腺**和**小肠**的酶在这碱性环境中发挥作用。胰产生大量种类繁多的消化酶,包括**蛋白酶类**、**淀粉酶类**、**脂肪酶**和**核酸酶**,胰腺衰竭必然引起吸收障碍和营养不良。

产生酶的细胞,其细胞成分存在被这些酶消化的可能性(**自身消化**);因此,这些酶大多以无活性的**前体酶**形式合成。其他酶通过溶蛋白性裂解激活它们;例如胰蛋白酶原(前体酶)由十二指肠细胞分泌的肠激酶裂解成胰蛋白酶。

肠细胞凭借顶面附着的刷状缘**双糖酶**和**肽酶**,将已部分消化的糖类和肽类分解为可吸收的单体和低聚体,构建了酶消化至关重要的最后阶段。

在肠细胞内,酶继续消化的过程;如脂肪酸**重新生成甘油三酯**(**三酰基甘油**),在输出底外侧膜前被组合成**乳糜微粒**,并通过淋巴管道送入循环。

特殊因子

内因子是一种由胃产生的糖蛋白,可以和**维生素 B_{12}** 结合,保护维生素 B_{12} 在肠道近端不被破坏。在回肠末端,维生素 B_{12} 被释放并被吸收。一些营养素,如**维生素 K**,可能由共生菌在肠道合成。

表面积

消化后食物的吸收在很大程度上取决于合适、足够的表面积。尽管一些物质能通过**口腔黏膜**吸收,其他一些在**胃内**吸收(例如,众所周知"直奔头部"的酒精),但**小肠**是最主要的吸收部位。

环形皱襞是横截面上的褶皱,表面积增加三倍,**绒毛**是凸向肠腔的指状突起,使肠表面积翻了 10 倍。显微镜下可见的**微绒毛**,是肠细胞顶面的指状突起,使吸收表面积翻了 20 倍,所以与单纯的中空管道相比,表面积总共增加了 **600** 倍。

专门的吸收表面

肠细胞通过表达恰当的细胞膜**转运蛋白**和**通道**,精巧地适应吸收。除此之外,特定的营养素则由**专门**的肠段吸收;例如**叶酸**在**空肠**吸收,而**维生素 B_{12}** 和胆汁酸在回肠末端吸收。

肠细胞能调节吸收的程度;例如,当体内**铁**储存足够时,铁的转运受抑制,而遗传性**血色病**患者其调节功能失常,从而出现铁蓄积。

21 碳水化合物、蛋白质和脂肪的消化

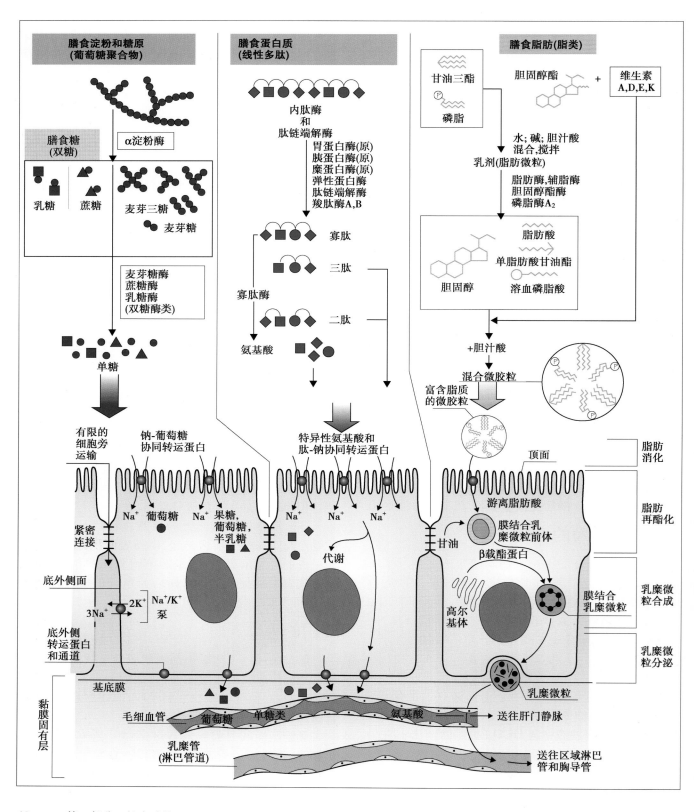

碳水化合物、蛋白质和脂肪构成了日常膳食的主要部分，相对于维生素等需要量仅以毫克或微克计的**微量营养素**而言，被称为**大量营养素**。大量营养素提供了所有的膳食能量和人体组织所需的大部分结构物质。稳健的机制有效地从饮食中提取、吸收大量营养素。

碳水化合物

碳水化合物以**淀粉**和**糖**的形式摄入，它们是或长或短的单糖聚合物。植物淀粉是一种复杂的分支多糖，由葡萄糖经 α1-4 和 α1-6 糖苷键连接形成，而甘蔗糖（蔗糖）是一种由葡萄糖和果糖组成的双糖。**乳糖**，是乳汁中主要的糖，由葡萄糖和**半乳糖**组成。人类无法消化纤维素中的 β1-4 糖苷键，纤维素是植物细胞壁上主要的多糖，也被称为膳食**纤维**或粗饲料。

多糖被**淀粉酶**消化。尽管一些淀粉酶由**唾液腺**产生，但是多糖的消化大部分由胰淀粉酶完成。淀粉酶产生出单糖（葡萄糖），双糖（麦芽糖）和麦芽三糖，以及短分支的极限糊精；然而，肠细胞只能吸收单糖。由肠细胞产生的**低聚糖酶**，如蔗糖酶、**麦芽糖酶**和**乳糖酶**，位于刷状缘，完成将双糖和三糖消化成单糖的最后环节。

特异性转运蛋白，如肠细胞顶面的**钠-葡萄糖协同转运蛋白**（SGLT-1），将单糖转到细胞质内。肠细胞的细胞质通过位于基底侧的 Na^+/K^+ 泵不断地排出钠，Na^+/K^+ 泵利用水解三磷酸腺苷（ATP）获得的能量将 2 个 K^+ 离子泵入细胞内，同时交换出 3 个 Na^+ 离子。这种三磷酸腺苷酶（ATP 酶）也维持着细胞内微弱的负电位。利用不同的 Na^+ 耦联转运蛋白，Na^+/K^+-ATP 酶建立的 **Na^+ 电位梯度**和**渗透梯度**被用于转运单糖、氨基酸和胆汁酸进入细胞质。Na^+ 离子和糖的这种协同转运，在临床上被用于**口服补液溶液**的组成，口服补液溶液将葡萄糖与盐混合，肠细胞同时吸收葡萄糖和 Na^+，以便恢复诸如胃肠炎时消耗掉的 Na^+。

吸收的单糖通过底外侧面的**选择性通道**采用**易化扩散**的方式离开肠细胞。然后它们通过绒毛内丰富的**毛细血管网**进入循环。

蛋白质

在**胃蛋白酶**的作用下，蛋白质在胃内开始消化，尽管胰腺分泌了大量重要的**肽水解酶**。胰蛋白酶原、**糜蛋白酶原**和**胰弹性蛋白酶原**属于**内肽酶**，在肽链的特定残基处进行切割，而**羧肽酶** A 和 B 属于**肽链端解酶**，从羧基末端水解掉单个氨基酸，留下短的**寡肽**。**肠激酶**是一种来自肠细胞的内肽酶，它激活胰蛋白酶原。然后胰蛋白酶能激活其他胰蛋白酶原分子（**自动催化**）。

在**刷状缘**，肠细胞产生的**肽酶**完成肽类的消化，产生可吸收的单个氨基酸及二肽、三肽。氨基酸和 Na^+ 通过 **5 种不同的协同转运蛋白**一起进入肠细胞，这 **5 种不同的协同转运蛋白**分别对中性的、芳香族的、亚胺基的、带正电荷的、带负电荷的氨基酸具有**选择性**。氨基酸通过底外侧膜上的通道从细胞质进入循环，并在循环中运输。

脂类

水溶性的碳水化合物和蛋白质很容易与消化酶和膜转运蛋白接触，脂类与碳水化合物和蛋白质不同，需要分散到一个疏水的或**两亲**的环境中。搅拌、混合和肠液的**碱性 pH** 有助于乳剂的形成。

此外，**两亲性的胆汁酸**、磷脂和胆固醇酯有助于乳化的膳食脂类形成**混合微胶粒**。这些大分子复合体中两亲性的部分创造了一个疏水核和一个更亲水的、带电荷的表面，它将被消化的脂类送至肠细胞表面。

主要的膳食脂类为**甘油三酯（三酰基甘油）**、**磷脂**及**胆固醇酯**。甘油三酯由三个脂肪酰基链共价结合一个甘油干骨组成，在磷脂中，一个脂肪酰基链被一个亲水分子所取代。最重要的**脂肪酶**、**磷脂酶**和**胆固醇酯酶**，由胰腺合成，将膳食脂类分解为脂肪酸、单酰基甘油、溶血磷脂和胆固醇。

这些已消化的脂类跨过细胞膜被吸收到肠细胞质内，在细胞质中**再酯化**，并与被称为**载脂蛋白**的蛋白质形成复合体，进而形成富含脂质的脂蛋白颗粒，称为**乳糜微粒**。

乳糜微粒被主动分泌到底外侧的空隙，并经绒毛中心的淋巴管道——**乳糜管**运输，乳糜管通过胸导管将乳糜微粒送入循环。脂肪膳食后，乳糜管内充满乳状的富含乳糜微粒的悬液。

常见病症

大量营养素消化吸收障碍迅速导致肌肉和脂肪的消耗。最后，皮肤、心脏和上皮等基本组织无法维持，患者死于**多脏器衰竭**。这些变化也可见于**绝食**；但是，如果其原因不是吸收减少，而是消化不完全和吸收不良，也可出现**腹泻**、**胃胀气**和**脂肪泻**（排出富含脂肪的大便）。

大量营养素吸收障碍最常见的严重原因是**乳糜泻**和**慢性胰腺炎**。乳糜泻破坏了肠黏膜层，慢性胰腺炎会导致胰酶缺乏。

除了**选择性乳糖酶缺乏**外，其他大量营养素吸收异常的情况比较罕见，选择性乳糖酶缺乏由遗传决定，在某些种族的人群中发病率高，并可能在一次感染性**胃肠炎**后暂时进展。特异性**转运蛋白**的**基因**异常引起特定氨基酸的缺乏。乳糜微粒的重要成分**载脂蛋白 B** 的基因缺陷，会导致脂质缺乏和脂质肠细胞内蓄积，结果导致全身吸收障碍。

22 维生素和矿物质的消化

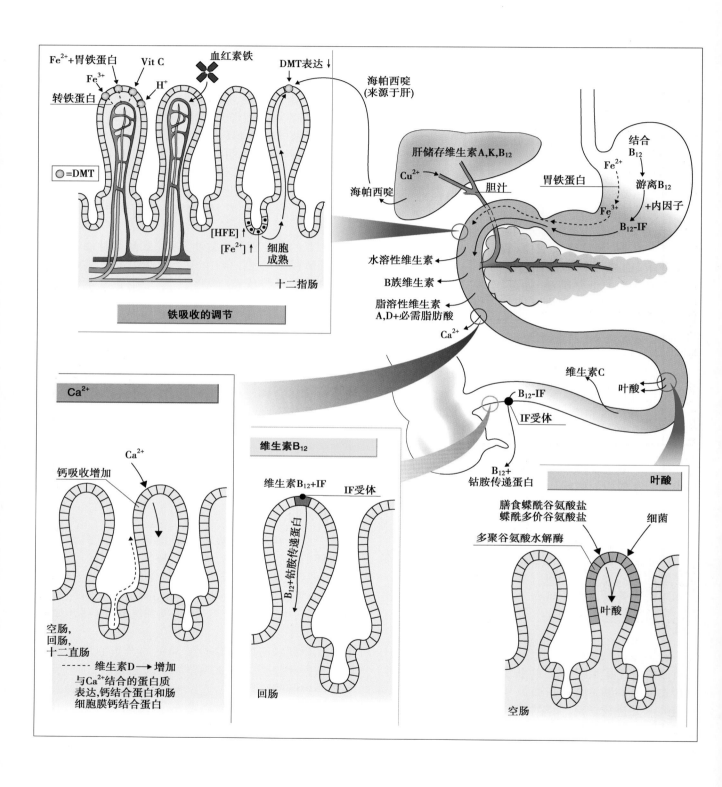

铁吸收的调节

Ca²⁺

维生素B₁₂

叶酸

维生素和矿物质是必需的膳食元素,需要量相对较少,被称为**微量营养素**。一些元素稀有易缺,为了有助于从膳食中摄取最大的贮存量,会有专门的适应性改变。另一些元素则具有潜在的毒性,并有专门的机制调节它们的吸收、蓄积和排泄。

水溶性维生素

主要的水溶性维生素是**维生素 C(抗坏血酸)和 B 族维生素**。抗坏血酸、硫胺(维生素 B_1)、核黄素、尼克酸、吡多辛、生物素、泛酸、肌醇和胆碱在小肠通过被动扩散或 Na^+ 依赖性主动转运的方式吸收。维生素 C 缺乏阻碍胶原的合成并造成**坏血病**。B 族维生素主要参与**能量代谢**,缺乏会引起上皮、神经元和心脏功能的普遍异常。

维生素 B_{12}(羟钴胺素)

膳食中与蛋白质结合的维生素 B_{12} 在胃内被释放。然后维生素 B_{12} 与胃上皮**壁细胞**合成的一种糖蛋白——**内因子(IF)**结合。内因子避免维生素 B_{12} 在肠内被降解,并与回肠细胞表达的受体结合,回肠细胞使该复合体分裂,维生素 B_{12} 才能被吸收。吸收的维生素 B_{12} 在循环中运输时,会与另一个蛋白质绑定,即**钴胺传递蛋白**。

通常**贮存**在肝脏的维生素 B_{12} 至少含 3 个月的储备量。肉、蛋和奶是维生素 B_{12} 的主要来源,而素食食品中几乎没有。因此,**素食者**特别容易缺乏。维生素 B_{12} 缺乏也可能由胃病所致,例如没有合成内因子的**萎缩性胃炎**,或回肠末端疾病,如**克隆恩病**。**希林试验**可对这些原因进行鉴别(见第 49 章)。

叶酸(蝶酰谷氨酸)

叶酸主要来源于绿色植物,不过也可以由肠内菌合成。叶酸和蝶酰多谷氨酸在空肠内吸收。甲基化反应需要叶酸和维生素 B_{12},两者缺乏会产生广泛的效应,虽然首先被发现的临床表现通常是大细胞性**巨幼红细胞性贫血**。

脂溶性维生素和必需脂肪酸

脂溶性维生素 A、D、E 和 K 的吸收有赖于足够的胆盐分泌和完整的小肠黏膜。因此脂溶性维生素缺乏继发于**肝病、梗阻性黄疸**和**胰腺**功能不全。

维生素 A(**维甲酸**)是许多细胞功能所必需的,并对视觉至关重要。缺乏时会造成**夜盲症**和皮炎。维生素 D 对钙的动态平衡和健康**骨骼形成**至关重要。缺乏时造成**骨软化**和**佝偻病**。维生素 E 是抗氧化剂,它的确切作用正在研究中。凝血因子的翻译后修饰(γ-羧化)需要维生素 K。缺乏时引起**凝血病**。

维生素 A 储存在肝脏的**贮脂细胞(Ito 细胞)**,维生素 D 和 K 储存在肝细胞。它们不易排出体外,所以

中毒剂量时会蓄积,准备补充时需要慎重。

亚油酸,γ-亚油酸,α 亚麻酸和花生四烯酸在体内无法合成,都是必需的**多不饱和脂肪酸**,且参与神经组织髓鞘的合成和前列腺素的合成(花生四烯酸)。

铁

铁是血红蛋白和其他含血红素蛋白质的必要组成成分。**铁缺乏**是一个全球性的健康问题,会引起**贫血**,特别是育龄妇女。相反,铁过量是有害的,铁的吸收有精密复杂的机制控制。

血红素内的铁(主要来源于肉的摄入)在十二指肠被迅速吸收,它是最主要的生物可利用形式。

膳食中的铁往往以**二价铁(Fe^{2+})或三价铁(Fe^{3+})**的形式存在。三价铁不能被吸收。胃酸和还原剂,比如维生素 C 等,能促进三价铁向二价铁转化,因此,铁在十二指肠近端的酸性环境下吸收量最大。**胃铁蛋白**,是一种由胃壁细胞分泌的糖蛋白,与 Fe^{2+} 结合,可避免 Fe^{2+} 与阴离子结合,保持吸收的有效性。

铁通过肠细胞的**二价金属离子转运蛋白(DMT)**吸收。吸收的铁在底外侧膜与循环中的**转铁蛋白**结合后离开底外侧膜。

体内铁储存过量会减少铁的吸收,在一定程度上是通过减少 DMT 的表达来实现的。不成熟肠细胞表达的 **HFE 蛋白**可作为铁的感受器,减少 DMT 的表达;**海帕西啶**,是一种循环的肝源性肽,也能减少肠内铁的吸收。**遗传性血色病**中 **HFE** 突变导致铁的吸收不受控制,铁在肝、胰、心和其他组织内蓄积,并可导致肝硬化、糖尿病和心肌病。

钙

钙的吸收发生在小肠全段,受**维生素 D** 的调节,维生素 D 刺激肠细胞合成钙结合蛋白和转运蛋白,包括**肠细胞膜相联钙结合蛋白和细胞内钙结合蛋白**。因此,维生素 D 缺乏引起钙缺乏,导致**骨软化**和**佝偻病**。

铜

铜是许多氧化酶必需的辅助因子。铜贮存于肝脏,与铜结合蛋白结合,过量时通过三磷酸腺苷(ATP)依赖性转运蛋白从胆汁中分泌排泄,**威尔逊病**患者三磷酸腺苷(ATP)依赖性转运蛋白突变,引起铜蓄积,导致肝和神经系统损害。胆道疾病也可能会蓄积过量的铜,比如原发性胆汁性胆管炎(**PBC**)。

锌

锌是许多酶和转录因子的必需辅助因子,补充锌会提高儿童对胃肠炎的抵抗力,暗示锌具有**免疫**方面的作用。在一种被称为**肠病性肢端皮炎**的综合征中,锌缺乏引起了皮肤和肠道异常,包括 Paneth 细胞中的包涵体。

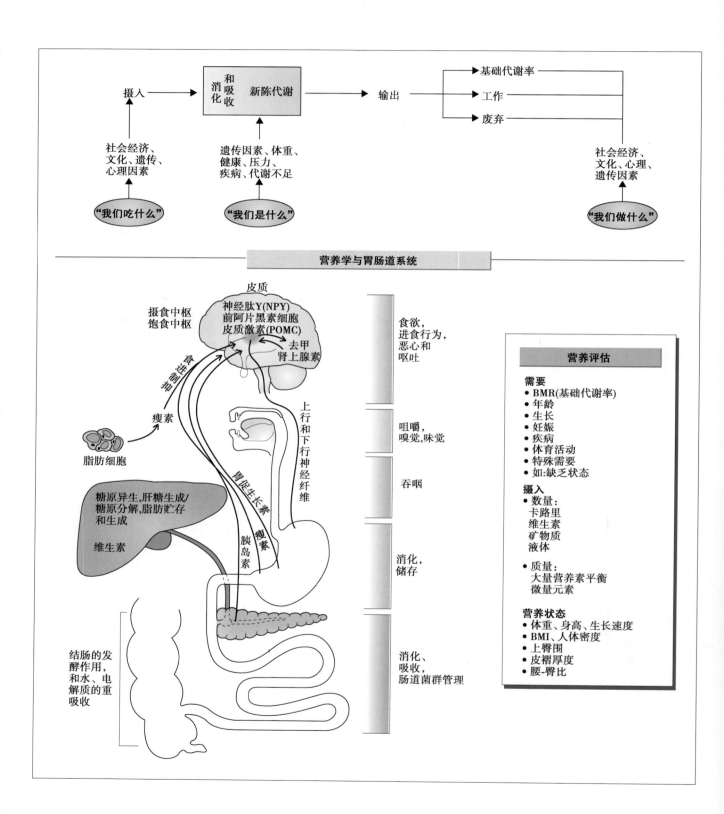

胃肠系统的主要功能是同化营养素,同时调节营养素的分布、储存和配制。因此,胃肠功能障碍会引起营养失衡,同时营养失衡对胃肠系统又产生深远的影响。

"我们吃什么,我们是什么,我们做什么"这句标语概括了营养学。必须有足够的营养供给,接收者所处的状态必须是能将营养素进行代谢,并用于构建、修复组织,且能利用化学能的状态,而营养素的最终用途是由接收者做什么决定的。

因此,在食物利用方面,久坐办公室的职员与奥林匹克运动员或机械通气的危重患者并不相同。在每个实例中,营养有可能会加强或限制一个人做什么。

基础的营养概念

主要的食物——蛋白质、糖类和脂肪——是大量营养素,需要量相对较大,用于提供能量和构建器官所需的物质。特定生化功能所必需的**微量营养素**,其需要量以毫克或微克计;它们主要为维生素、矿物质和必需脂肪酸。被称为纤维或粗粮的不消化植物物质,是优化肠道功能所需的。

能量的摄入至少必须等于输出。即使是处于完全休息的状态下,新陈代谢也需要能量——**基础能量消耗(BEE)**。BEE随年龄和性别的不同而改变,为了维持平衡,大多数人必须消耗(1.3~1.5)×他们的BEE,虽然在强烈的代谢压力下可能会增加到2×BEE。

代谢能储存在有机化合物的**化学键**中,脂肪的**能量密度**最高,每克所含卡路里最高,其次是碳水化合物,然后是蛋白质。

葡萄糖是脑和红细胞能量供应所必需的,通常来源于摄入的多糖,肝能利用贮存的肝糖原(**肝糖分解**)和将氨基酸转化为葡萄糖(**糖原异生**)来维持血糖水平。

尽管脂类不能转化为葡萄糖,但是在饥饿时物质代谢的适应意味着大脑能利用脂肪酸和**酮类**来满足其部分能量需求。

氨基酸用于合成蛋白质所需,即便是生长发育已经停止的成人,蛋白质也在不断地更替。由于膳食中的氮几乎全部包含在氨基酸中,而以尿素形式排泄的氮主要来自氨基酸的分解,所以用**氮平衡**来测量氨基酸流量。维持氮平衡所需的膳食蛋白量随**年龄**、**性别**和**代谢状态**而改变。

营养评估

对于儿童,**生长曲线**有助于发现潜在的营养问题。其他简单的临床措施包括**身体质量指数(BMI)**(体重/身高^2),测量时以千克和米为通用度量衡,反映肌肉质量的**上臂围**,以及反映体内脂肪的**皮褶厚度**。

简单的**血液检查**能识别铁、钙、锌、铜、维生素 A、D、K 和维生素 B_{12}、叶酸的缺乏,氮平衡可以通过测定尿中**尿素**的排泄量来评估。

体重控制

一生中保持健康的体重和比例是神经和内分泌控制下的一项复杂壮举,其中的细节现在才被发现。

食物和热量**摄入**受行为学调节,神经元的控制包括下丘脑和脑干的皮层及中枢。许多**神经递质**参与控制食欲,包括神经肽 Y(NPY),前阿片黑素细胞皮质激素(POMC),去甲肾上腺素(NA)和血清素(5-羟色胺,5HT)。含 POMC 和 PY 的下丘脑神经元整合信号并与脑干沟通,脑干利用 NA 将信号回送至下丘脑。

瘦素是脂肪细胞和肠细胞释放的至关重要的肽类激素,作为足够的热量被消耗并以脂肪形式储存的信号。**胃促生长素**,由肠释放,介导饮食和体重的长期控制。

体重也可以通过调节**能量消耗**来控制。啮齿类动物通过**适应性产热**增加基础代谢率(**BMR**),适应性产热依靠增加棕色脂肪中的能量消耗,产生热量。人类棕色脂肪很少,而经常规律运动会增加 BMR,这或许解释了经常规律运动为何促进体重控制。然而,体重下降,BMR 随之下降,抵消了节食者减肥的努力。

胃肠道疾病与营养

胃肠道疾病必然影响营养。恶心、呕吐、牙列不齐或继发于食管疾病的吞咽困难可能造成摄入减少。胰腺、胆道和肠道疾病引起**吸收障碍**。特别是乳糜泻和克隆恩病,跟多种营养物质缺乏有关,包括导致骨质疏松症的钙和维生素 D 的缺乏。

慢性肝病以营养异常、肌肉脂肪消耗为特征,而胆汁淤积性肝病减少了脂类和脂溶性维生素的吸收。

胃肠道疾病也能引起特殊营养物质的缺乏,如萎缩性胃炎引起维生素 B_{12} 的缺乏。

全身性疾病引起的代谢紊乱在肠、肝或胰腺受累时加重,因为病人对营养物质的同化能力受损。

肠内和胃肠外营养

高热量流质饮食,可由静脉输注给药,这使**全胃肠外营养(TPN)**成为可能。当患者不能靠肠内营养为生时,比如由于肠衰竭或手术,会采用 TPN。

TPN 的时候,绕过了调节消化和吸收的自我平衡机制;因此必须仔细监测营养水平,并对营养方案进行相应地改良。此外,再加上与输注富含营养物溶液有关的感染风险,造成 TPN 要求高、且具有潜在的风险。

此外,肠内营养的缺乏使肠上皮萎缩,可能增加细菌迁移和败血症的风险。因此,首选肠内或部分肠内营养。

24 体液和电解质平衡

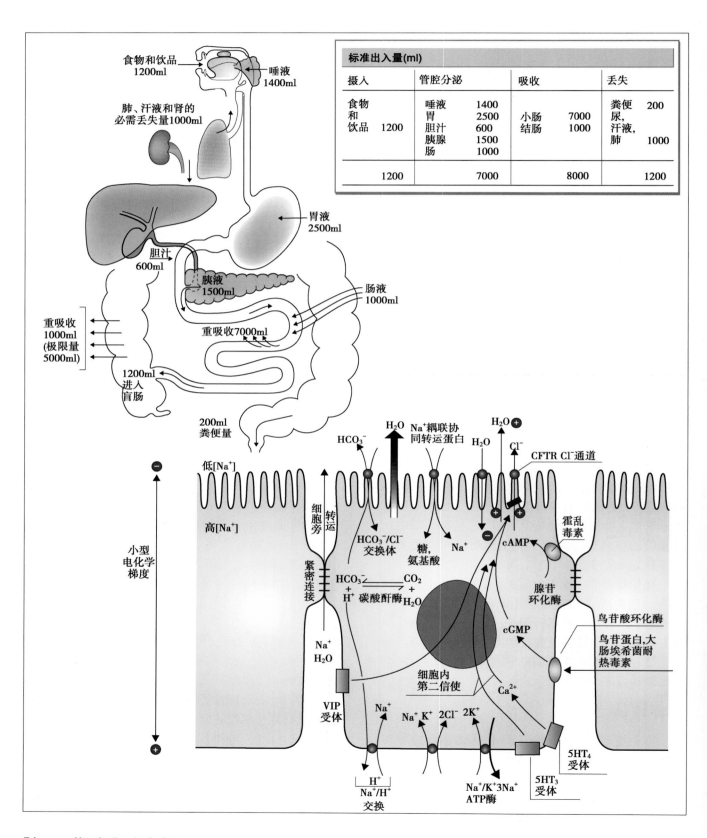

标准出入量(ml)						
摄入	管腔分泌		吸收		丢失	
食物 和 饮品 1200	唾液 胃 胆汁 胰腺 肠	1400 2500 600 1500 1000	小肠 结肠	7000 1000	粪便 尿, 汗液, 肺	200 1000
1200		7000		8000		1200

体液和电解质必须每天补充，以弥补汗液、尿液、粪便和通过肺的**必需丢失量**。必需丢失量每天总计至少 1000ml 的水，并通过肠道的吸收获得补充。由于外分泌腺分泌的消化液，在远端被重吸收，因此实际的液体出入量要大得多。

液体出入量

在完整的肠道内，液体标准出入量如图所示。

在肠内分泌和神经信号的**调节**下，**小肠**具有强大的分泌和吸收液体的能力，但同时又受到细菌、病毒的毒素和药物的影响。

结肠每天可吸收多达 5000ml 的水，不过炎症、毒素和药物可以减少这种能力。到达结肠的液体量少量增加时能被吸收增加所代偿；可是，当离开回肠末端的液体量超过结肠的重吸收能力时，将发生水样腹泻。

小肠或大肠内的**渗透活性物质**，比如不易消化和不被吸收的糖类，可以抑制小肠或大肠重吸收水的能力，引起腹泻。

机制

肠内层由一层单层**极化上皮细胞**组成，这些上皮细胞以**紧密连接**的方式结合在一起，有效地将腔面与基底面分开。所以，绝大部分液体和电解质必须跨过这些上皮细胞，这些上皮细胞通过基底膜和顶膜上专门的**孔道、通道和离子泵**来维持**梯度**、调节出入量。液体和电解质也有一些**细胞旁**活动，因为紧密连接并非完全不透水，其通透性可因疾病而改变。

离子和其他渗透活性分子的分泌、吸收生产了**渗透梯度**，水随着这些**渗透梯度**被动吸收。除了食源性小分子，主要的渗透物质是 Na^+，Cl^- 和 HCO_3^- 离子。K^+ 也随着 Cl^- 和 HCO_3^- 一起分泌，因为体内储存相对较少，所以它们可能因肠道丢失而严重耗尽。

位于底外侧的 **3:2 Na^+-K^+-ATP 酶泵**在维持肠细胞电化学梯度方面发挥着主要的作用。该泵将 2 个 K^+ 泵入细胞内，同时将 3 个 Na^+ 泵出作为交换，从而减少肠细胞内的 Na^+ 并维持细胞内的**轻度负电位**。随后管腔内的 Na^+ 便能通过选择性孔道和通道进入肠细胞内，同时还有单糖和氨基酸等伴随进入。水跟随着这些渗透活性离子被动吸收。

在回肠、盲肠和大肠远端，**Na^+ 通道**允许 Na^+ 的吸收不依赖任何协同转运蛋白，并促进了水的进一步重吸收。

Cl^- 的分泌主要受底外侧的 **2 Cl^-/Na^+/K^+ 转运蛋白**驱使，该转运蛋白将 Cl^- 输入细胞内。受调控的顶部 Cl^- 通道，包括**囊性纤维化跨膜调节蛋白（CFTR）**，使 Cl^- 沿着其电化学梯度从肠细胞内流出。CFTRs 的开放受细胞内腺苷 3',5'-环一磷酸（**cAMP**）水平的调节，而其他 Cl^- 通道受环磷酸鸟苷（**cGMP**）的调控。

HCO_3^- 的分泌对维持唾液腺、小肠、胰腺和胆小管中分泌物的碱性 pH 值非常重要。在胃内，HCO_3^- 被分泌到粘膜层缓冲分泌出的盐酸，保护表面上皮细胞。HCO_3^- 的分泌是通过联合底外侧将 H^+ 输送到肠细胞外的 **Na^+/H^+ 交换体**、细胞质内利用 CO_2 和 H_2O 产生 HCO_3^- 和 H^+ 的**碳酸酐酶**、以及顶部的 **HCO_3^-/Cl^- 交换体**来实现的。

调节

脱水损失的体液远不止一小部分，其耐受性差，导致疲劳、乏力、低血压和循环衰竭。**下丘脑**的中枢感受血压和血浆渗透压，以**血管加压素**为神经递质，控制口渴和饮水。

口干有助于产生**口渴**的感觉；但是，饮水迅速满足了主观的口渴感，即使在总的体液尚未补足的情况下。因此，对于不能自由进食和饮水的人，比如危重病患者，应仔细评估和维护水合作用。

分泌受许多刺激物的影响而改变，包括肠激素、炎症性细胞因子、细菌和病毒的毒素及药物。**前列腺素**，包括合成的米索前列醇，会引起肠道分泌增加，被用于抵抗非甾体类抗炎药（NSAIDs）的致溃疡作用。**血管活性肠肽（VIP）**也能增加分泌，而 VIP 分泌型肿瘤会引起水样腹泻和低钾血症综合征。血清素（5-羟色胺，**5HT**）能增加或减少分泌，取决于它作用于 **5HT₃ 还是 5HT₄** 受体。生长抑素抑制肠分泌，其部分作用是通过抑制其他肠激素的分泌。阿片类药物抑制肠分泌，并可能通过减少胃肠运动促进重吸收，从而有助于发挥它们的止泻作用。

分泌和吸收的主要细胞内调节因子是 **cAMP、cGMP 和 Ca^{2+}**，它们刺激蛋白激酶 C 及其相关的细胞内信号通路。

某些**细菌毒素**具有良好的特征性效应能说明肠道分泌如何被调节。霍乱毒素 B 与细胞表面受体（GM1 神经节苷脂）结合，促进**霍乱毒素 A** 进入细胞内。然后毒素 A 不可逆性激活腺苷环化酶，产生过量的 **cAMP**。从而刺激 Cl^- 通过 CFTRs 分泌，随后是 K^+ 和 Na^+ 为了维持电中性而分泌，而水则顺渗透梯度而出。结果造成严重的分泌性腹泻，在数小时内便能引起危及生命的脱水。

大肠埃希氏菌的**耐热肠毒素（STa）**刺激肠细胞表面具有**鸟苷酸环化酶**活性的受体，结果导致细胞内 cGMP 水平升高。从而刺激 Cl^- 分泌，引起类似霍乱毒素所致的分泌性腹泻。**鸟苷蛋白**是大肠埃希菌（STa）所用受体的天然内源性配体，其生理作用尚不清楚。

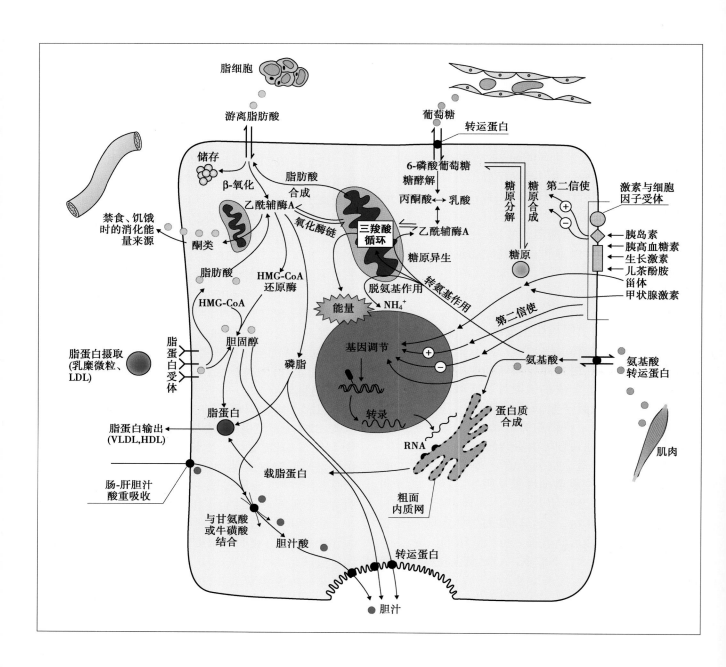

肝是机体的代谢动力室,处理和控制每天从消化道摄入的营养素,维持**内环境稳定**并提供**能量**。肝内的生物化学途径受到激素、生长因子和细胞因子的内部整合和外部控制。肝的代谢功能如此复杂以至于还未创造出可以完全取代衰竭肝的人造支持装置。肝的代谢功能高度集成;但为了更清晰,可分开考虑。

碳水化合物

血糖水平维持在严格的范围内。葡萄糖是神经元发挥作用所必需的,如果水平降得过低,**低血糖会引起神经低血糖症**,可导致昏迷和死亡。另一方面,持续的血糖水平升高,如糖尿病,会对机体产生广泛的损害,特别是对血管。

肝在维持血糖正常水平方面发挥着至关重要的作用。它是葡萄糖的主要仓库,当底物过量时就会以合成**糖原**的形式储存。肝能储存足够的糖原,通过**糖原分解**作用可以维持大约 18 个小时的正常血糖水平。有时,运动员在比赛前通过进食富含碳水化合物的膳食(**糖原负荷法**)使肝糖原储存达到最大值。

糖酵解导致葡萄糖生成丙酮酸,在缺氧的状态下通过乳酸脱氢酶(LDH)的作用可以转化为**乳酸**,或者在有氧的状态下转化为乙酰基辅酶 A(乙酰辅酶 A)。三羧酸循环将碳水化合物、脂肪和氨基酸代谢结合在一起,而**乙酰辅酶 A** 是**三羧酸循环**关键的中间产物。

通过**糖原异生**,借助**转氨酶**从**氨基酸**上去除氨基,肝也能利用**氨基酸**产生葡萄糖,并将产物送入三羧酸循环。脂肪酸代谢也能产生含有两个碳的乙酰辅酶 A 分子,它们也被送入三羧酸循环;可是,脂肪酸不能通过三羧酸循环产生新的六碳糖,比如葡萄糖。因此,糖可以以脂肪形式储存,但脂肪不能转变成糖。

激素,如**胰岛素、胰高血糖素、生长激素、糖皮质激素**和**儿茶酚胺**,通过肝细胞表面和肝细胞内的受体发挥作用,决定着糖原合成与糖原分解和糖异生之间的平衡。

脂类

膳食脂类,如乳糜微粒中所携带的,被肝从循环中摄取,分解成包括脂肪酸、磷脂和胆固醇在内的成分。

然后肝重新包装这些脂质,以**脂蛋白**的形式通过血液输送到人体其他部位。脂蛋白是由脂类和被称为**载脂蛋白**的特殊蛋白质构成的大分子复合物。它们使疏水的脂类可以在血液中运输,而不同载脂蛋白上连结着的特异性受体使其以不同的组织为靶点,这些不同组织表达着必需的受体。主要负责从肝细胞输出的载脂蛋白是 **VLDL**(极低密度载脂蛋白)和 **HDL**(高密度载脂蛋白)。

肝从循环中摄取载脂蛋白和游离脂肪酸,并进行再循环,从而进一步调节全身脂质的分布。

肝是**胆固醇合成**的主要场所,循环中绝大部分的胆固醇来自肝的合成而非直接来自膳食。**他汀类**药物,是**高胆固醇血症**最有效的治疗,主要通过抑制胆固醇合成中的限速酶 **HMG-CoA 还原酶**而作用于肝。

胆固醇被用于合成**胆汁酸**,然后与牛磺酸和甘氨酸(氨基酸)结合,在胆汁中分泌。

酮类由乙酰辅酶 A 合成,由脂肪酸氧化而来,在禁食和饥饿时是一种循环代谢性燃料的供应来源。通常需要葡萄糖的细胞,如神经元,能利用酮类代替葡萄糖以适应新陈代谢的需要。

代谢障碍

所有肝细胞都能进行基础的代谢和合成功能,因此具有很大的**储备能力**。碳水化合物和脂质代谢障碍会导致**疲劳**、机体肌肉和脂肪储备的**消耗**,以及包括**低血糖**和**乳酸酸中毒**在内的生化异常,例如在对乙酰氨基酚所致的急性药物过量中所见的乳酸酸中毒。

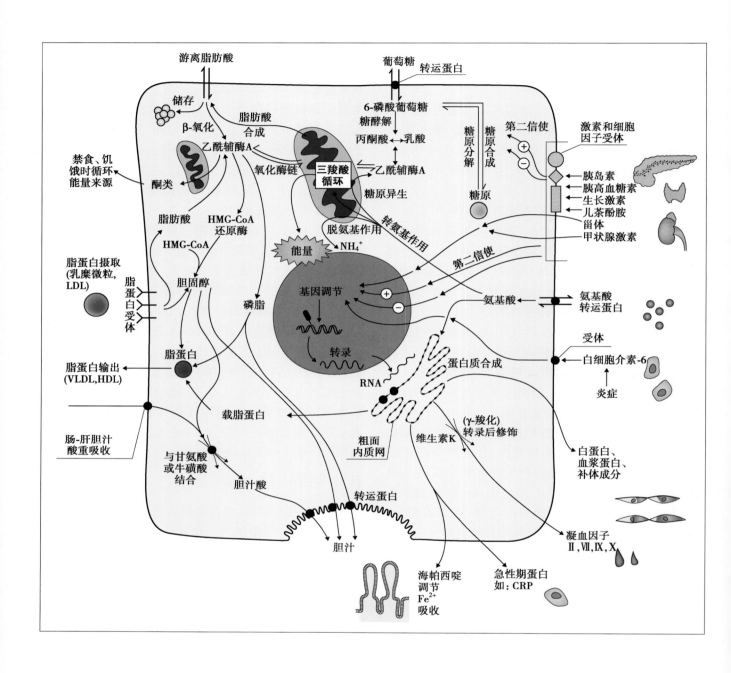

肝是合成关键蛋白的最重要器官之一,这些蛋白以**血浆蛋白**的形式在血液中循环,同时在氨基酸的合成与分解中也起着至关重要的作用。

氨基酸

蛋白质合成所需的 20 种氨基酸大致可分为**必需氨基酸**和**非必需**氨基酸。必需氨基酸必须从日常饮食中获得,而非必需氨基酸可以由代谢中产物合成。由于某些氨基酸可以转变成另一种氨基酸,比如酪氨酸和色氨酸,因此两组间存在着部分重叠。人类**必需氨基酸**有苯丙氨酸、缬氨酸、苏氨酸、色氨酸、异亮氨酸、甲硫氨酸、亮氨酸、赖氨酸和组氨酸。肝通过**转氨基**作用和对膳食氨基酸的其他修饰作用产生丰富的氨基酸补足物,并将它们输送到全身用于蛋白质的合成。

过量的氨基酸去氨基后被代谢,释放出具有潜在毒性的**氨**,氨在肝经**尿素循环**被修饰后形成尿素,并在尿中排泄。碳骨架被用于产生能量或转变为葡萄糖用于储存或输出。因此,当禁食、饥饿或患有严重疾病时,肝能从肌肉和其他组织将蛋白质转变为必需的能量。

肝也能通过**糖异生**利用**氨基酸**产生葡萄糖,借助**转氨酶**将氨基酸的氨基去掉,并将产物送入三羧酸循环。

蛋白质的合成

肝合成许多蛋白质,包括它自身代谢过程中的酶和用于输出的血浆蛋白。肝产生白蛋白,占所有血浆蛋白的 50%,产生凝血因子(Ⅱ 、Ⅶ、Ⅸ 和 Ⅹ ,它们翻译后被**维生素 K** 依赖的 **γ-羧化作用**修饰),产生**补体蛋白**、循环蛋白酶抑制物、载脂蛋白以及与循环中的激素和其他小分子结合的**载体蛋白**。

炎症引起循环肽调节因子**细胞因子**的释放,其中白细胞介素 6(**IL-6**)引起肝快速增加宿主防御蛋白的合成并减少白蛋白的合成,在激发肝**急性期反应**中特别重要。急性期蛋白包括 C-反应蛋白(**CRP**),**血清淀粉样蛋白 A**,**海帕西啶**及凝血和补体蛋白。

肝合成障碍

所有肝细胞都能进行基础的合成功能,因此具有很大的**储备能力**。合成功能减退导致**低白蛋白血症**,及由于循环中**促凝因子**和**抗凝因子**水平减少而导致**凝血功能异常**。

由于低白蛋白血症降低了血浆胶体渗透压,使液体从毛细血管渗入到组织,故能导致**水肿**。凝血因子减少引起**凝血酶原时间**(**PT**)延长。在急性和慢性肝病中,促凝因子和抗凝因子的平衡决定了肝衰竭在总体上是否产生促凝或抗凝状态。

凝血因子在循环中的半衰期仅数小时,当肝急性衰竭时迅速消失。白蛋白半衰期大约 21 天,所以它的水平在下降前,可以维持更长的时间。因此,PT 是肝功能迅速恶化最敏感、并被广泛采用的实验室检查。

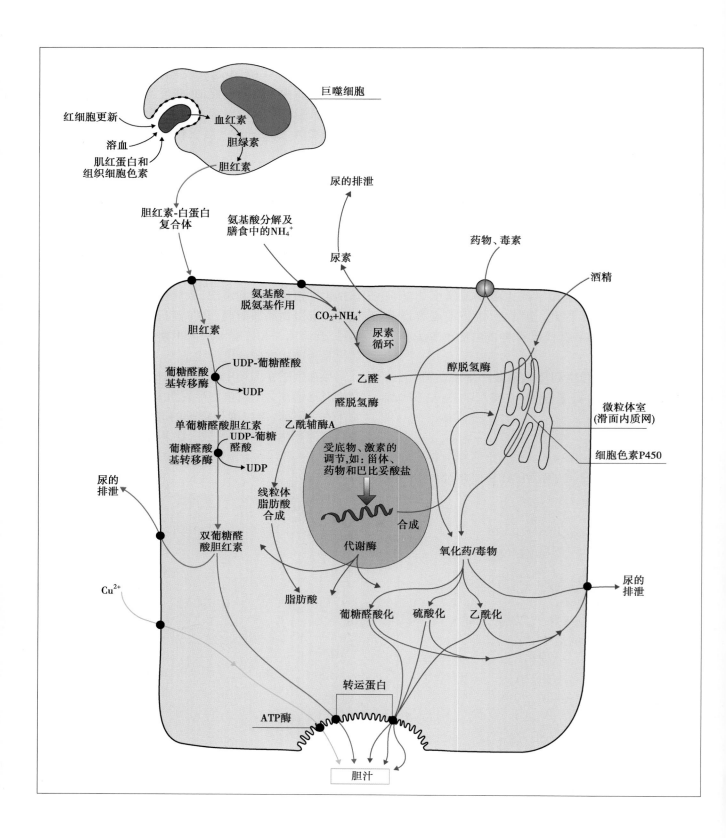

肝具有极强的生物分子代谢能力,大多数情况下能将它们灭活,为它们从胆汁和尿液中排出创造条件。胆红素代谢是其典型代表,胆红素排泄障碍引起的黄疸是肝或胆道疾病由来已久的一个标志。肝能代谢许多药物,对于肝功能受损的患者,给药应谨慎。

结合

结合酶和它们的辅助因子在肝细胞与药物、毒素和具有水溶性结构的废物以共价键连接,上述水溶性结构诸如**葡糖醛酸、硫酸和烷基**等。结合产物一般来说**水溶性**更大,并通过特异性转运蛋白和一般的**转运蛋白**从胆汁排出,或经血液从尿液中排出。

氧化酶和细胞色素 P450

肝细胞的**光滑内质网**,或微粒体,含有与细胞色素 P450 蛋白相连的**氧化酶**大家族。经一系列氧化灭活的化合物常常也会产生水溶性更大的中间产物。矛盾的是,氧化既有可能增加一个分子的毒性,也可能是激活药效必需的步骤。氧化产物在胆汁、尿液中排出,或进一步被结合。

小管分泌

具有潜在毒性的结合分子和某些必需**微量元素**由肝细胞排入胆汁。比如**铜**由三磷酸腺苷(ATP)-依赖性转运蛋白排泄,**威尔逊病**患者该蛋白突变,造成铜在肝和中枢神经系统蓄积。

尿素循环

氨基酸代谢产生的**氨**与 CO_2 结合生成尿素的一系列酶学反应,被称为尿素循环,尿素能有效地经**尿**排泄。

尿素循环中的酶遗传性缺陷罕见,会引起**高氨血症**和神经功能障碍。在重症肝病时,尿素循环活动也会减少,当这种情况迅速发生时,如**暴发性肝衰竭**,高氨血症会引起**急性肝性脑病**,造成严重的神经损害,伴有共济失调、嗜睡、昏迷和由于脑水肿所致的死亡。

慢性肝病中,包括肠道吸收的毒素在内的其他因素,与造成慢性肝性脑病有关。

广泛用于治疗脑病的缓泻剂**乳果糖**,使大便**酸化**,并通过将氨电离成不可吸收的铵根离子从而限制氨的吸收。

胆红素

胆红素是血红素分解后产生的一种黄绿色色素,**血红素**是**血红蛋白、肌红蛋白和细胞色素**与氧结合的部分。衰老的红细胞主要在脾脏被巨噬细胞吞噬,释放出的血红素被氧化成**胆绿素**,然后形成胆红素。胆红素与**白蛋白**结合在血液中运输,并被肝细胞摄取,在肝脏,胆红素与包括谷胱甘肽 S-转移酶在内的胞浆蛋白结合。

胆红素经**葡糖醛酸基转移酶**的催化与葡糖醛酸结合,首先形成单葡糖醛酸胆红素,然后形成更具**水溶性**的**双葡糖醛酸**胆红素。一部分结合胆红素扩散入血并从尿中排泄。因此,循环中的胆红素通常是少许结合胆红素和更少量的未结合胆红素。大部分肝细胞中的结合胆红素通过**小管分泌**被排入胆汁中。

高未结合胆红素血症可能由胆红素产量增多引起,如**溶血性疾病(肝前性黄疸)**。肝病很少引起高未结合胆红素血症,因为结合酶储备量巨大。而常见的遗传性葡糖醛酸基转移酶缺陷会引起轻度、波动的黄疸(**吉尔伯特综合征**),并且没有其他异常情况。相比之下,同一基因的结构缺陷所致的**克里格勒-纳贾尔综合征**却会引起严重的新生儿黄疸和神经损害。

高结合胆红素血症可能由**胆道梗阻(肝后性黄疸)**引起。也可能因肝病影响肝细胞功能所致,比如肝炎干扰转运蛋白的功能。由于肝外胆道系统无肉眼可见的梗阻,因此这种被称为**肝内胆汁淤积症**(肝细胞性黄疸)。通常,结合胆红素和非结合胆红素浓度均升高。

转运蛋白遗传性缺陷引起高结合胆红素血症,如 **Dubin-Johnson 综合征**和 **Rotor 综合征**,很罕见。

酒精(乙醇)

酒精,是使用最广泛的精神活性药物,主要在肝脏代谢。它能自由地扩散到肝细胞内,并被**醇脱氢酶**氧化为乙醛。乙醛非常活跃,可引起脑、肝和心的损害。它经**醛脱氢酶**灭活,产生能被转换成能量或以脂肪形式储存的乙酰基辅酶 A(乙酰辅酶 A)。

醛脱氢酶抑制剂,如**双硫仑**,如果与乙醇同时摄入会产生剧烈的中毒症状,因此被用于帮助人们戒酒。醛脱氢酶活性可能存在先天性缺乏,例如许多日本人,因此他们对酒精特别敏感。

对乙酰氨基酚(醋氨酚)

意外或故意摄入**过量**的对乙酰氨基酚是**爆发性肝衰竭**的重要原因。通常对乙酰氨基酚主要通过与葡萄糖醛酸苷**结合**后解毒。小部分经**微粒体氧化酶**氧化,形成一种有毒的代谢产物 N-乙酰-对-苯醌亚胺(NAPQI),然后与**谷胱甘肽**衍生的硫酸盐结合被灭活。而过量时,结合已饱和,大量产生的 NAPQI 耗尽了肝的硫酸化能力。NAPQI 破坏肝细胞,进一步降低了中和毒素的能力。如果处理及时到位,解毒药 **N-乙酰半胱氨酸**,通过提供硫酸根基团补充肝的谷胱甘肽储备,或许能防止肝衰竭。

调节

在某些情况下,解毒酶的水平可受调节,比如酒精,经常摄入提供了更多的底物,会诱导相应酶的合成增加。**药物**,如**类固醇激素**、**巴比妥酸盐**和某些**抗癫痫病药**,也会诱导肝酶合成。这也是药物可能互相作用、增强或减弱彼此作用的机制之一。

一眼看穿系列之

胃肠道系统

The Gastrointestinal System at a Glance

第三部分

消化系统疾病

28 恶心、呕吐

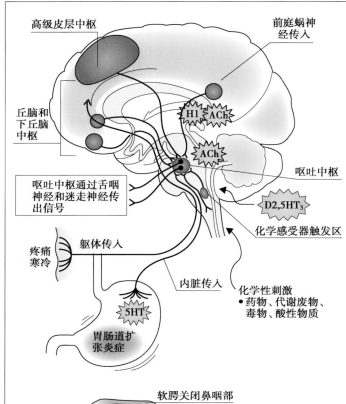

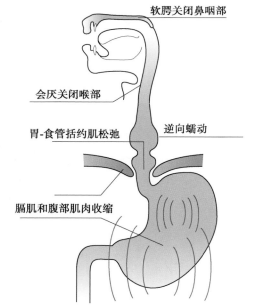

呕吐的病因	
病因	途径
晕动症、眩晕、耳部疾患	前庭蜗神经传入刺激至呕吐中枢(VC)
颅内疾病,如脑膜炎、颅内压增高、偏头痛	皮质和皮质下中枢传入刺激至VC
情绪激动、"令人作呕"的情景、疼痛	皮质中枢传入刺激至VC
药物和化学品,如鸦片、酒精	化学感受器触发区传入刺激至VC
有消化道刺激性的药物,如肿瘤化疗药物 胃肠道感染、食物中毒、阑尾炎、胆囊炎	迷走和自主神经传入刺激至VC 迷走和自主神经传入刺激至VC,一些致呕吐毒物可直接刺激VC
肠梗阻、肠胀气	迷走和自主神经传入刺激至VC
全身性疾病:糖尿病酮、症酸中毒、尿毒症	CTZ
妊娠	内分泌环境改变,包括:人绒毛膜促性腺激素(βHCG)
暴食症、自主性呕吐	多种不同通路,包括:口咽部的刺激经由迷走神经通路传入

神经递质和药物		
药物	神经递质受体	靶点
东莨菪碱	乙酰胆碱	前庭耳蜗神经核 呕吐中枢
赛克利嗪	组胺H1	前庭耳蜗神经核
胃复安 普鲁氯嗪	多巴胺D2	化学感受器触发区
昂丹司琼	5-羟色胺	CTZ,胃肠道传入

恶心、呕吐是一种重要的防御机制,可防止有毒物质随食物进入体内。该过程受到严密调控。来自肠道、躯体和大脑的信号到达脑干的神经中枢,继而诱发呕吐。

恶心指的是呕吐前烦躁不适的感觉,常伴有厌食、食欲缺乏。恶心常继发呕吐;有时仅有恶心,而无呕吐。

干呕指的是胃和食管有节奏的逆向蠕动,伴有腹肌收缩和深呼吸运动。干呕多在真正呕吐前发生。干呕让人有种即将呕吐的感觉,却无呕吐物排出。干呕时,食管扩张并蓄积了即将排出的呕吐物。

呕吐指的是食物剧烈地从口排出,常伴有**唾液分泌增多**、**出汗**和**心动过速**。呕吐不同于被动的反流。反流指的是酸性胃内容物和部分消化的食物反流至口腔。

肌肉协调

胃和食管固有肌肉松弛胃食管**括约肌**,并逆向蠕动迫使胃内容物排出胃和食管。尽管逆向蠕动可将肠内容物从回肠排出,但呕吐物很少来自回盲瓣以下的部位。

腹肌(包括膈肌)收缩大大地增加了腹腔和胸腔内压力,以助排空胃肠道。

同时,下颌和颈部肌肉向前向上牵引,使会厌关闭喉部;软腭向上拉,关闭鼻咽。当排出呕吐物时,以上肌肉协调运动以保护气道。这些保护机制在无意识或醉酒的人常被破坏,导致呕吐物可能误吸入气道。

神经控制

呕吐中枢(vomiting centre,VC)位于**延髓网状结构**的背部,是控制呕吐的主要部位。VC 是呕吐的必要条件,不受原始刺激影响。VC 负责接收和协调许多其他中枢发出的信号,并协调传出信号。

化学感受器触发区(chemoreceptor trigger zone,CTZ)位于**第四脑室**、**血-脑屏障**以外,可感受引起呕吐的血源性化学刺激(如吗啡和地高辛),并刺激 VC,诱发呕吐。

晕动症和内耳疾病患者中,由**前庭蜗**神经(第八对脑神经)核发出的神经信号可能通过 CTZ 传至 VC,引起呕吐。

大脑的其他部位,如**皮质**、**丘脑**和**下丘脑**,也可向 VC 发送信号,以调控呕吐所带来的疼痛、情绪沮丧、发热和严重躯体不适等。正是因为刺激途径不同,人与人之间呕吐反应也各异。

迷走神经及内脏自主神经负责胃肠道和其他内脏器官感觉信号的传导,继而刺激 VC,以诱发呕吐。胃肠道扩张、感染和炎症正是通过以上途径诱发呕吐的。

负责调节出汗、流泪、流涎和心率的自主神经中枢与 VC 毗邻。呕吐时,上述自主症状也常会发生。

常见病因

常见病因如上图。**神经性**或**精神性刺激**、**化学制品**、**肠道本身的机械性**或**化学性激惹**可能会诱发呕吐。然而,确切的病理机制尚不清楚。

影响和后果

生理状态下,呕吐将胃肠道内的**有毒物质排出**。神经肌肉反射可保护呼吸道。然而,在醉酒或无意识的人,这种保护机制受损,会**误吸**呕吐物,继而造成窒息或(和)肺部化学性炎症及细菌性感染(**肺炎**)。

干呕及呕吐所产生的强大压力可引起食管黏膜撕裂(**Mallory-Weiss 综合征**),通常损伤部位表浅,愈合快,但有时会继发呕血。

慢性呕吐可导致**牙齿**和**牙龈酸性损害**。此外,长期或大量呕吐可**消耗体液和电解质**,导致脱水和血液化学成分改变。呕吐胃内容物可导致**低钾血症、低钠血症和代谢性碱中毒**。此外,肠内容物中 HCO_3^- 的丢失可导致**代谢性酸中毒**。

治疗

呕吐通常被认为是一种**保护机制**,故治疗应以去除**病因**为主,同时予以补液等支持治疗。恶心和呕吐也可由某些轻微疾病或肿瘤化疗等原发病治疗所引起。此时,需在呕吐诱因存在的情况下治疗呕吐。以下药物可通过不同机制缓解呕吐症状,如**乙酰胆碱**(**ACh**)受体拮抗剂和**组胺 H_1**受体拮抗剂适用于晕动病和前庭耳蜗功能障碍;**多巴胺 D2** 受体拮抗剂(如吩噻嗪和甲氧氯普胺)可阻断来自 CTZ 的刺激;**血清胺**(5-羟色胺,**5HT**)**$5HT_3$**受体拮抗剂(如昂丹司琼)可阻断胃肠道传入神经及 VC;**大麻素**通过间接机制发挥作用。

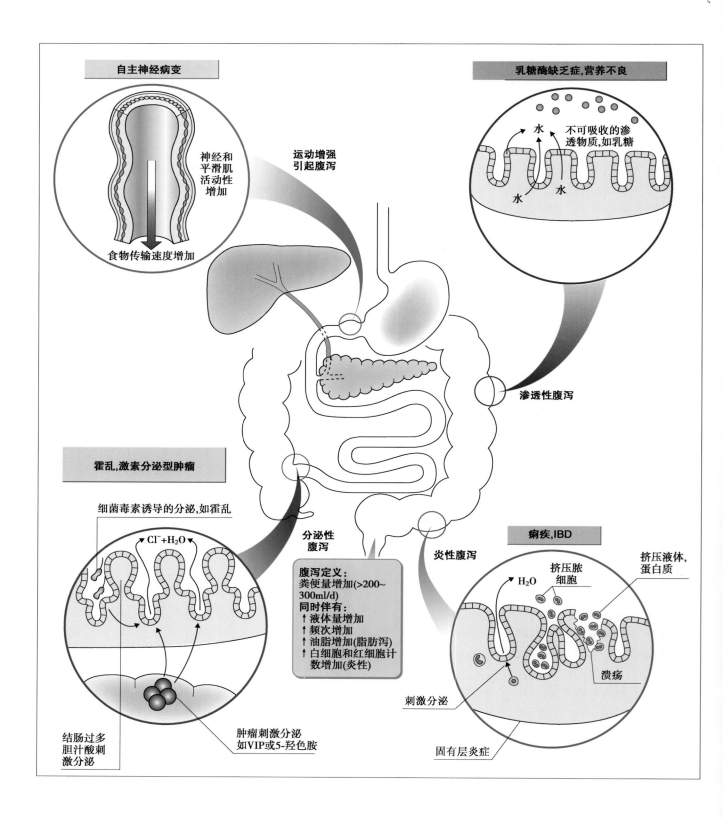

自主神经病变

神经和平滑肌活动性增加

食物传输速度增加

运动增强引起腹泻

乳糖酶缺乏症,营养不良

水

不可吸收的渗透物质,如乳糖

水

水

渗透性腹泻

霍乱,激素分泌型肿瘤

细菌毒素诱导的分泌,如霍乱

$Cl^- + H_2O$

分泌性腹泻

腹泻定义:
粪便量增加(>200~300ml/d)
同时伴有:
↑液体量增加
↑频次增加
↑油脂增加(脂肪泻)
↑白细胞和红细胞计数增加(炎性)

结肠过多胆汁酸刺激分泌

肿瘤刺激分泌如VIP或5-羟色胺

炎性腹泻

痢疾,IBD

H_2O

挤压脓细胞

挤压液体,蛋白质

溃疡

刺激分泌

固有层炎症

旅行者常受到感染性腹泻困扰。在卫生环境及清洁饮用水无法保证或营养不良的情况下,感染性腹泻的发病率和死亡率较高。腹泻也常预示着炎症性肠病和结肠癌等严重疾病。

腹泻**定义**为:排泄**大量粪便**,伴排便**频率增加**和粪便内**水分增多**。正常人排便量约为 200~300ml/d。

腹泻可伴腹部和直肠**疼痛**,便感**急迫**、**不能自制**排便。食物中毒所引起的腹泻时,可伴有**呕吐**症状。

腹泻时,粪便常为**稀便**。吸收不良所引起的腹泻时,粪便可含有较多脂肪(**脂肪泻**);肠道炎症所引起的腹泻时,粪便可含有脓和血(见第 36 和 37 章)。

腹泻常**急性发作**,即发病突然、病程短暂,也可**慢性发作**。急性和慢性腹泻的病因、机制和治疗常不同。

机制

任何腹泻均可能存在多种发病机制,如溃疡性结肠炎与炎症有关,同时也与分泌和运动增加有关。

分泌性腹泻

当肠道分泌物增加超过肠道重吸收的能力时,粪便量将增加。肠细胞分泌物增加常因吸收缺陷而进一步加重。

霍乱是一种常见、严重、典型的分泌性腹泻,由霍乱弧菌外毒素介导的分泌亢进所致。**霍乱毒素 A 不可逆地激活腺苷酸环化酶**,产生环腺苷 3′,5′-环单磷酸(**cAMP**),刺激囊性纤维化跨膜蛋白调节因子(**cystic fibrosis transmembrane regulator,CFTR**)进入肠腔,持续维持分泌 Cl^-。为维持电中性和渗透平衡,Na^+、水与 Cl^- 同时分泌。霍乱患者可在数小时内因深度脱水而致死。若粪便含大量电解质的液体,则称为'**米泔水样便**'(见第 24 章)。

霍乱经粪-口途径传播,腹泻不仅可增强霍乱的传染性,而且有利于微生物生存。此外,腹泻也是身体防御系统的一部分,可清除肠道内细菌。

其他**细菌毒素**、**分泌型**肿瘤(特别是类癌和 VIP 瘤)、异常上皮细胞分泌液体和粘液的管状结肠腺癌也可引起分泌性腹泻。回肠末端疾病或切除患者中,回肠末端无法吸收过量的**胆汁酸**,继而导致结肠分泌过多。特发性胆汁酸吸收不良(**IBAM**)也是常见的腹泻原因,易被忽视。

渗透性腹泻

肠道内**不可吸收的渗透负荷**可对抗渗透梯度,降低肠道对水的重吸收,使更多的液体滞留在肠腔内,导致腹泻(如遗传/获得性**乳糖酶缺乏症**)。乳糖酶常将牛奶中的二糖分解为可吸收的单糖和半乳糖;若无乳糖酶,摄入的乳糖保留在肠道内,产生渗透负荷。肠上皮损伤(如**胃肠炎**)也可导致获得性乳糖酶缺乏。

其他引起渗透性腹泻的原因包括食用不可吸收的**食品增甜剂**(如山梨醇)、**缓泻药**(如乳果糖和硫酸镁)。

其他膳食成分的吸收不良也可导致腹泻。然而,广义的吸收不良,如胰腺功能障碍,引起粪便脂肪含量增加的脂肪痢,导致大量、白色粪便漂浮在水面上且具有难闻的气味。也有部分吸收不良是因肠道菌群引起的脂肪酸代谢失衡所致。

炎症

细菌、病毒**感染**或**免疫介导**肠黏膜损伤可引起液体渗透和炎性细胞浸润至肠壁,并将炎性渗出物**分泌**至肠腔内。受损的上皮细胞可分泌过量的粘液。炎症也可增加液体分泌并抑制其重吸收(见 34 章和 36 章)。炎性腹泻常伴随**疼痛**和**急迫**的排便感,粪便常混有**血**和**白细胞**。炎症性腹泻的常见病因包括细菌、阿米巴**痢疾**和 **IBD**。

动力障碍

动力增加可致排便**频率**增加;严重时,肠道无足够时间从粪便中**重吸收**液体,导致粪便量增加。**自主神经病变**(如糖尿病、甲状腺功能亢进)和运动刺激性**药物**(如乙酰胆碱酯酶抑制剂)均可导致动力障碍(见第 16 章和 18 章)。

治疗

使用止泻药物时,应注意以下问题:急性腹泻常由**短期**、**自限性的**细菌或病毒感染所致;此外,腹泻是抵御感染的**防御机制**之一。腹泻的治疗应以支持治疗为主,防止脱水和电解质紊乱。

应用糖盐比例正确的微低渗、碱性、口服补液溶液,以维持水合作用,通过肠黏膜细胞顶端的 Na^+ 葡萄糖共同转运蛋白激活再吸收,使水沿着渗透梯度进入细胞(见第 24 章)。每升 WHO 再水合制剂包括 3.5g NaCl、1.5g KCl、2.9g 柠檬酸钠、20g 葡萄糖,可提供 90mmol/L Na^+、20mmol/L K^+、80mmol/L Cl^-、10mmol/L 柠檬酸钠、111mmol/L 葡萄糖。更严重的患者可能需要静脉内水合。

明确病因有助于治疗。**抗生素**可治疗细菌性或阿米巴痢疾;**类固醇和 5-氨基水杨酸**可治疗 IBD;胰腺功能不全引起的吸收不良可口服**胰酶补充剂**;激素分泌性肿瘤引起的分泌性腹泻可使用**生长抑素**,以减少激素分泌。

阿片制剂可待因和洛哌丁胺是最常用的止泻药,可抑制肠道动力并缩短肠道液体重吸收的时间。

30 便秘

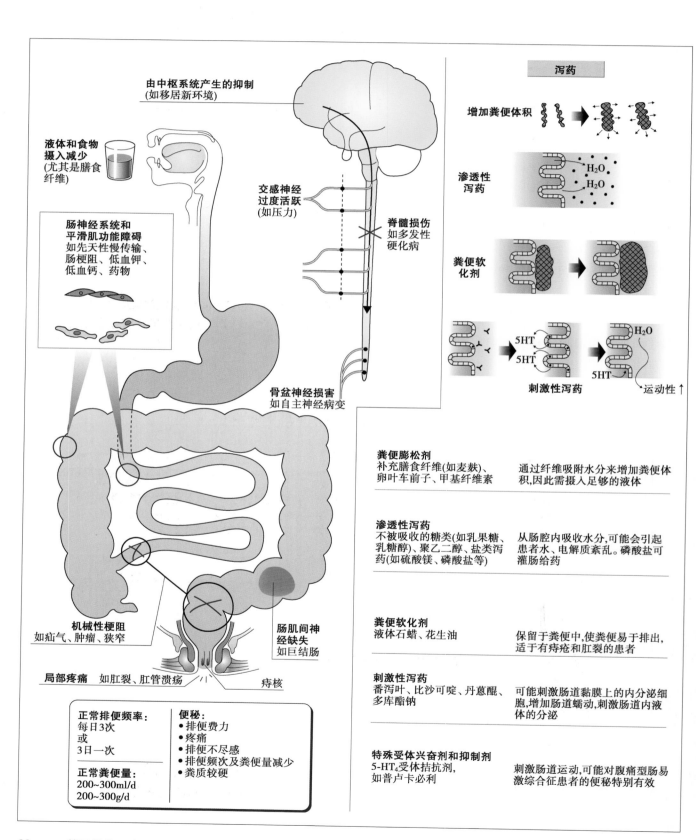

由中枢系统产生的抑制
(如移居新环境)

液体和食物
摄入减少
(尤其是膳食
纤维)

交感神经
过度活跃
(如压力)

脊髓损伤
如多发性
硬化病

肠神经系统和
平滑肌功能障碍
如先天性慢传输、
肠梗阻、低血钾、
低血钙、药物

骨盆神经损害
如自主神经病变

机械性梗阻
如疝气、肿瘤、狭窄

肠肌间神经缺失
如巨结肠

局部疼痛　如肛裂、肛管溃疡

痔核

正常排便频率：
每日3次
或
3日一次

正常粪便量：
200~300ml/d
200~300g/d

便秘：
• 排便费力
• 疼痛
• 排便不尽感
• 排便频次及粪便量减少
• 粪质较硬

泻药

增加粪便体积

渗透性
泻药

H₂O
H₂O

粪便软
化剂

5HT
5HT
5HT
H₂O

刺激性泻药

运动性↑

粪便膨松剂
补充膳食纤维(如麦麸)、
卵叶车前子、甲基纤维素 — 通过纤维吸附水分来增加粪便体积，因此需摄入足够的液体

渗透性泻药
不被吸收的糖类(如乳果糖、乳糖醇)、聚乙二醇、盐类泻药(如硫酸镁、磷酸盐等) — 从肠腔内吸收水分，可能会引起患者水、电解质紊乱。磷酸盐可灌肠给药

粪便软化剂
液体石蜡、花生油 — 保留于粪便中，使粪便易于排出，适于有痔疮和肛裂的患者

刺激性泻药
番泻叶、比沙可啶、丹蒽醌、多库酯钠 — 可能刺激肠道黏膜上的内分泌细胞，增加肠道蠕动，刺激肠道内液体的分泌

特殊受体兴奋剂和抑制剂
5-HT₄受体拮抗剂，如普卢卡必利 — 刺激肠道运动，可能对腹痛型肠易激综合征患者的便秘特别有效

便秘是最常见的胃肠道不适症状之一。便秘常伴有疲劳、困乏、恶心及头痛等症状。尚无医学理论可解释上述现象，也暂未发现排便次数减少和其他常见疾病之间的联系。

原因和机制

排便习惯不规律可加重便秘，结肠和直肠不断地吸收粪便中的水分，使其更加干燥而难以在肠道内传输。便秘可呈**恶性循环**。严重的慢性便秘患者中，尤其是老年患者，粪便可能会变得更加坚硬、干燥而无法传输（**粪便嵌塞**），致使在缺少药物治疗或手术干预时无法排便，终致肠梗阻。

动力降低

结肠动力降低可是先天性的，如**先天性巨结肠**：结肠末端的肠肌间神经缺失，慢性阻滞，导致结肠严重扩张，粪便堆积在结肠近端（即巨结肠）。

麻痹性肠梗阻见于腹部**手术**后及**电解质紊乱**的患者，如低钾血症。**压力**可使交感神经兴奋，从而导致肠道运动急剧减慢。严重创伤或其他不适可使便秘持续数天。

高钙血症可直接导致神经肌肉功能紊乱，从而减慢肠道运动。

结肠运动减慢也可能是**构成因素**，可是该类患者的常态（**慢传输型便秘**）。

药物

麻醉药、抗抑郁药等具有**抑制副交感神经作用**的药物可减慢肠道运动。口服补铁药及含铝抗酸药也有类似作用。

过度或长期使用促排便药物，如番泻叶，也能减慢肠道运动。这可能与肠神经元损伤和减少所致的结肠运动减慢有关。

5HT₃受体拮抗剂曾用于治疗腹泻型肠易激综合征（IBS），也可导致严重便秘。

粪便体积

饮食结构、液体摄入量、肠道液体分泌量与粪便体积和排便次数有关。**膳食纤维**包含不易消化的植物多糖，可吸收周围水分，增加粪便体积。因此，慢性便秘常由膳食纤维和（或）**摄入液体量**不足所致。水和膳食纤维及软化粪便是必不可少的。

虽然粪便中多数固体为肠道细菌而非食物残渣，但禁食可使结肠反射运动减弱、粪便体积减小，继而减少排便次数。

神经心理障碍

排便习惯受神经和**心理**因素**限制**，通过肛门外括约肌和**大脑皮质信号**刺激自主神经而影响排便意识。

神经损伤见于**大脑和脊髓束**疾病，如**多发性硬化症**和**周围神经病**，可导致便秘，也可导致失禁。

局部因素和梗阻

局部梗阻，如肿瘤，可导致疼痛和排便困难。局部损伤，如**痔核脱出**及**肛裂**，可导致剧烈疼痛，进而抑制排便意识。便秘及用力排便可形成痔核和肛裂。

临床表现

肠道蠕动正常及畅通的情况下，排便**频率**常在一天三次或者三天一次的范围内。实际上，多数便秘患者常在此范围以外。

少数便秘是先天性的。规律排便习惯的**改变**常预示着疾病的发生。

便秘表现为排便频率和粪量减少，患者常述有排便费力、疼痛和黑便。这种不尽感称为**里急后重**。

结肠便秘和粪便嵌顿，尤其是在老年患者，也可导致失禁，继而经直肠溢出，称之为**充溢性失禁**。

诊断

需区分感官和客观问题。应**详细**询问饮食习惯和服用任何可能导致便秘的药物。

粪便嵌顿和局部损伤，包括肛门和直肠肿瘤，可通过**直肠指检**诊断。结肠粪便嵌顿可通过腹部平片鉴定。通过测量无法穿透 X 线的标志物在肠道停滞时间（形态学测试）以诊断慢传输型便秘。

治疗

停用导致便秘的**药物**和保证充足的**纤维**及**液体**摄入是非常重要的。增加膳食纤维可增加粪便容积，进而治疗便秘，但摄入过量纤维可加重便秘。

精神和心理因素也与便秘有关，对鉴别诊断很重要。

纠正**电解质紊乱**常能恢复麻痹性肠梗阻患者的排便。

机械性肠梗阻和先天性巨结肠常需**手术**治疗。肛周和直肠病变所致疼痛或梗阻也需手术治疗。

若单纯饮食和生活方式调节无法改善便秘，且无器质性疾病，则需使用**泻药**。根据不同机制，可分为：增加**粪便容积**、增加**渗透液分泌**、**软化粪便**、通过**刺激**肠神经内分泌通路促进分泌和运动、**受体靶向调节**药物直接刺激神经内分泌反应。

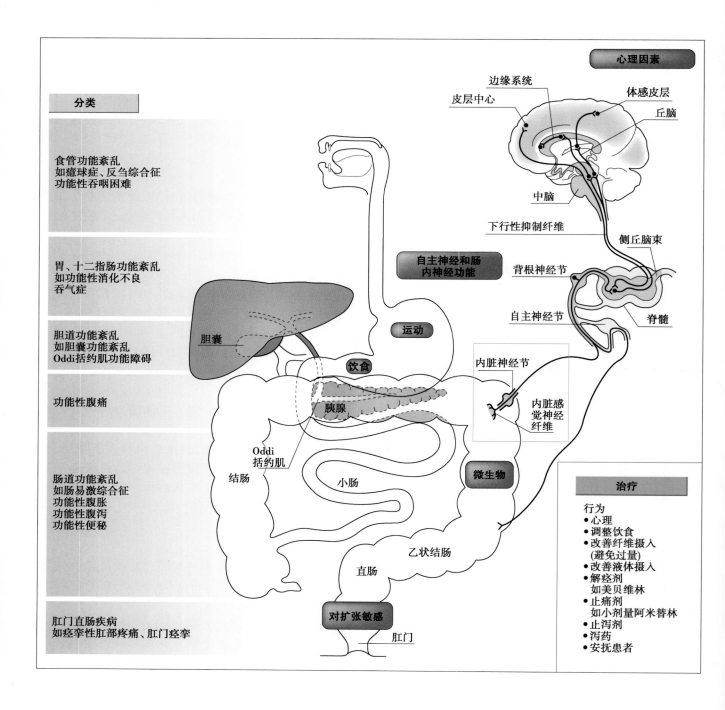

约四分之一伴有消化系统症状的患者无器质性病变。向消化科医师咨询的患者中，约半数患者无器质性病变。尽管很多患者符合肠道功能性紊乱的诊断，但仅少数患者求医。

尽管症状令人痛苦，但这些功能性紊乱一般不会发展至严重疾病，因此一旦排除恶性病理改变，可适当安抚患者。

肠道功能障碍的发病机制尚未阐明，治疗效果也不尽如人意，但少数患者的症状可缓解。

定义

肠道功能障碍的常见临床表现包括腹部疼痛或不适，伴有肠道功能改变，如腹泻或便秘。**无明确病理诊断时，临床诊断**常依据性别及年龄对**典型症状**进行评估。年轻患者的症状多是由功能性疾病所致；老年患者的症状则常源于严重疾病（如癌症）。

分类

根据所累及的胃肠道部位，分为以下几类，以协助诊断、治疗和研究。

食管功能紊乱

食管疾病常伴有明显反酸、**烧心**。梅核气等罕见疾病的患者可自觉喉中存有异物。

胃十二指肠功能紊乱

此症状与消化性溃疡、胃炎等严重疾病相似，无任何明显病理学改变。**非溃疡性消化不良**是最常见的综合征。

腹痛综合征

慢性腹痛的分类可能非常棘手。当无器质性疾病可解释其症状时，即归为功能性疼痛。

肠易激综合征

许多具有**腹痛、腹胀和肠道功能改变**症状的患者可诊断为肠易激综合征。腹泻或便秘为肠易激综合征的主要临床表现，两种症状可共存。

20世纪70年代首次提出正式诊断标准，并在罗马举行的共识会议上命名，现已被广泛应用。肠易激综合征（IBS）的罗马Ⅲ诊断标准如下：

- 最近3个月内，每个月至少3天出现反复发作的腹痛或不适症状、排便习惯发生显著变化，持续至少6个月。且必须符合以下两个或以上条件：
  - 排便后疼痛缓解。
  - 腹痛时会伴随排便频率改变。
  - 腹痛时会伴随排便性状改变。

胆道综合征

胆道综合征，也称为胆道或胰腺Oddi括约肌功能障碍，常表现为胆绞痛，少数表现为胰腺炎，无任何病理学改变，常通过测压法以诊断。**Oddi括约肌痉挛（sphincter of Oddi dysfunction，SOD）**的诊断无需测压。

肛门直肠综合征

患者可抱怨排便困难或疼痛。这种肛周反复疼痛并无相关病理学改变，被称为痉挛性肛周痛。肛门括约肌过度紧张和出汗可导致肛周瘙痒。

病理生理学

已有许多生理改变可解释功能性肠病所致症状。

内脏敏感性增加

研究表明，IBS患者较对照组直肠扩张时更易出现疼痛。

文化和心理因素影响痛知觉，可部分通过脊髓门控降低疼痛的中心性传播。

动力改变

腹泻和便秘可由肠道动力改变所致。已证实，IBS患者肠外器官平滑肌功能改变，如肺和膀胱。

自主神经和肠神经系统功能改变

迷走神经和交感神经功能障碍和内源性肠神经元，应用**血清素**（5-羟色胺，5HT），可以解释动力和内脏超敏性改变。

饮食、感染和肠道菌群改变

许多患者对某些食物敏感。饮食和个体肠道细菌之间的相互作用可显著影响肠功能，但尚缺乏系统研究和实验数据证实。

心理因素

功能性肠病患者的**焦虑和抑郁症问卷**得分较高，但因果关系难以建立。尽管心理因素不会引起相应症状，但患者更倾向于寻求医疗帮助。

诊断

过度问诊易增加患者的焦虑心理，如"患者一定存在问题，但医生尚未发现"。因此，我们应通过简单的化验**排除潜在的严重疾病**。根据个体情况，可选择以下检查：血细胞计数、血清电解质检查、乳糜泻的血清学检查、胃镜检查、乙状结肠镜检查或结肠镜检查、粪便培养和钙防卫蛋白测量。

尚无针对功能性肠病的**特异性检查**。

治疗

目前，最主要的治疗方案包括明确诊断、排除严重的器质性疾病、安抚患者。

饮食和生活方式改变常有助于治疗，尤其要避免食用易引起相关症状的食物，并且要调节**膳食纤维和液体**摄入。摄入过量的纤维可加重腹痛和腹胀，而摄入不足则可导致慢性便秘。

行为治疗包括放松、催眠、生物反馈；心理治疗对部分患者有益。

针对症状，可予以不同药物。**腹泻**可予以止泻药；**便秘**可予以泻药；**疼痛**可予以低剂量三环抗抑郁药。平滑肌松弛剂或**抗痉挛药**，如美贝维林和薄荷油，可缓解痉挛性和腹胀性疼痛。目前，正在研发特异性靶向治疗腹泻和便秘的$5HT_3$和$5HT_4$受体拮抗剂。

32　胃食管反流和食管裂孔疝

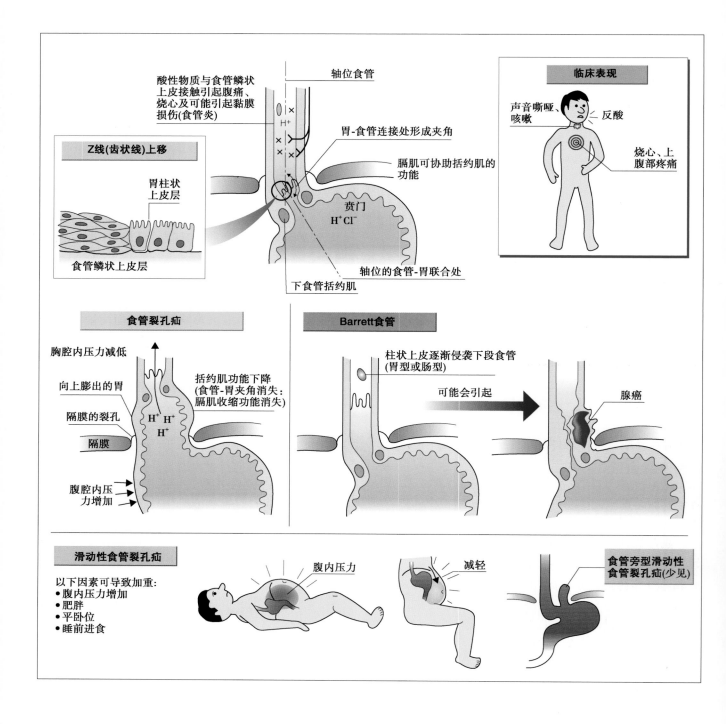

酸性物质与食管鳞状上皮接触引起腹痛、烧心及可能引起黏膜损伤(食管炎)

轴位食管

胃-食管连接处形成夹角

膈肌可协助括约肌的功能

贲门
H⁺Cl⁻

临床表现

声音嘶哑、咳嗽

反酸

烧心、上腹部疼痛

Z线(齿状线)上移

胃柱状上皮层

食管鳞状上皮层

轴位的食管-胃联合处

下食管括约肌

食管裂孔疝

胸腔内压力减低

向上膨出的胃

隔膜的裂孔

隔膜

括约肌功能下降(食管-胃夹角消失；膈肌收缩功能消失)

H⁺ H⁺
H⁺

腹腔内压力增加

Barrett食管

柱状上皮逐渐侵袭下段食管(胃型或肠型)

可能会引起

腺癌

滑动性食管裂孔疝

以下因素可导致加重：
● 腹内压力增加
● 肥胖
● 平卧位
● 睡前进食

腹内压力

减轻

食管旁型滑动性食管裂孔疝(少见)

胃食管反流症状常见，严重程度各异，病因诸多。因此，需仔细、全面诊断评估，以指导治疗。

发病机制

增厚的**环形肌紧张性收缩**可关闭胃食管连接处，使胃与食管管腔隔开。**膈肌肌肉纤维**可增强该括约肌的功能，食管与胃底的连接呈一个**夹角**，有助于封闭胃食管连接。另外，食管下段和胃食管连接部位于腹腔内，任何可增加**腹内压**的因素均可导致胃内容物反流，进而冲击连接部，减弱其作用。

正常人也会出现反流。食管下括约肌松弛时，吞下的食物、水、唾液进入胃腔，与此同时，也会出现胃内容物反流。这种生理性反流常是无害的。

然而，当食管、横膈肌肉的紧张度减弱和腹内压长期增高时，如肥胖，尤其是在老年人，反流可能会更频繁、更严重。

胃内容物反流可刺激食管下段的**神经末梢**而产生疼痛及不适。长期刺激能增加神经末梢的**敏感性**，从而在未反流时也出现疼痛。长期严重的反流能导致炎症及侵蚀食管下段的上皮细胞（**食管炎**）。

长期反流还能诱导食管下段内壁的上皮细胞化生，通常为未角化的复层鳞状上皮，也可并存具有胃和小肠特征的单纯柱状上皮。这种**特征性肠上皮化生**称为 **Barrett 食管**，可能通过异常增生最终发展为腺癌（参考第 4 和 40 章）。在病理学上，杯状细胞是 Barrett 食管特异性标志，但并非必不可少。

反流造成损伤的最主要原因是**胃酸（HCl）**；此外，还包括其他胃内容物，如来自于十二指肠的**酶类**和**胆汁酸**。胆汁酸，可化学酸化，对诱导化生、异常增生、肿瘤起到重要作用。

幽门螺杆菌感染可减少胃酸分泌，尤其是发生慢性胃炎后。理论上，根治幽门螺杆菌感染可降低胃炎、消化性溃疡、胃癌的风险，但能加剧酸反流（参考第 33 章）。

部分胃通过膈肌空隙或缺口进入胸腔，形成疝，即**食管裂孔疝**。胃食管连接处和贲门常会向上滑动，形成**滑动性食管裂孔疝**，其可通过改变胃食管连接部的夹角而减弱括约肌功能，同时也削弱膈肌括约肌功能。此外，当胃食管连接部处于胸腔内，食管内压力减小，增高的腹内压可造成胃内容物反流。

少见的是，折叠的贲门通过膈肌裂孔突出于食管旁，形成**滚动性食管裂孔疝**，进而导致绞窄性坏死。

临床表现

患者常将烧心表述为反酸，上腹部或下胸部的灼烧感，常位于胸骨后。这是胃食管反流的典型症状。患者还表述有进食或饮酒后、平卧位时出现**上腹痛**和消化不良加重。

胃内容物反流至口腔或偶尔在吸气时反流至咽喉部，导致**咳嗽**和**嘶哑**。反流也可完全**无症状**。Barrett 食管发生后，可相对抵抗酸侵蚀，改善症状。

诊断

上消化道**内镜**是主要的诊断方法。**病理**活检可有助于区分食管炎和 Barrett 食管。**钡餐透视**能证实食管裂孔疝和胃内容物反流至食管，也能观察食管炎的严重程度。

通过鼻腔内放置感受器可测定食管和胃的 **pH** 值，也可测定与症状相关的 pH 减小的频率。食管压力测定有助于鉴别反流的动力障碍（参考第 49 章）。

治疗

改变**生活习惯**，如少量多餐、戒烟、减少饮酒、减肥、床头抬高，可有效缓解症状。单用抗酸药物也是有效的；选择 **H₂组胺受体拮抗剂**（如雷尼替丁）和**质子泵抑制剂**（如奥美拉唑）不可逆地抑制壁细胞泌酸，是最有效的治疗方式。

食管裂孔疝常无需**手术**治疗；有时需行**胃底折叠术**，将胃底包绕食管下段，加强括约肌功能，阻止通过膈肌裂孔上移。胃底折叠术还可用于治疗无食管裂孔疝的难治性反流。

Barrett 食管属于**癌前病变**，建议规律的胃镜**筛查**并行病理活检，以检测异常增生。如发生异常增生，患者可行**内镜下黏膜切除术**或消融（如内镜下射频消融术），甚至**食管切除术**。

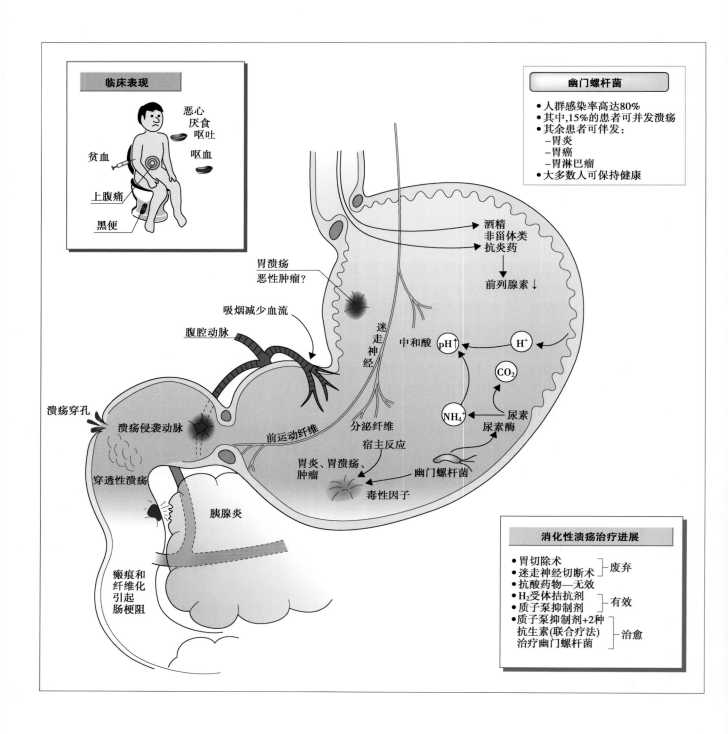

临床表现

恶心
厌食
呕吐
呕血

贫血

上腹痛

黑便

幽门螺杆菌

- 人群感染率高达80%
- 其中,15%的患者可并发溃疡
- 其余患者可伴发:
  - 胃炎
  - 胃癌
  - 胃淋巴瘤
- 大多数人可保持健康

胃溃疡
恶性肿瘤?

吸烟减少血流

腹腔动脉

溃疡穿孔

溃疡侵袭动脉

穿透性溃疡

胰腺炎

瘢痕和
纤维化
引起
肠梗阻

迷走神经

前运动纤维

分泌纤维
宿主反应

胃炎、胃溃疡、
肿瘤

幽门螺杆菌

毒性因子

酒精
非甾体类
抗炎药

前列腺素↓

中和酸 pH↑ ← H$^+$

CO$_2$

NH$_4^+$ ← 尿素
尿素酶

消化性溃疡治疗进展

- 胃切除术
- 迷走神经切断术 ┐废弃
- 抗酸药物—无效
- H$_2$受体拮抗剂
- 质子泵抑制剂 ┐有效
- 质子泵抑制剂+2种
  抗生素(联合疗法) ┐治愈
  治疗幽门螺杆菌

消化性溃疡在西方国家发病率达 15%。临床表现多样,部分患者仅有轻微症状、损伤,但有些可危及生命。随着对消化性溃疡发病机制的阐明以及临床药物的研发,其治疗方法已不断更新。

病理学

胃或十二指肠表面上皮受损、溃疡,导致炎症可直接侵袭黏膜和黏膜下层。**胃酸**和**消化酶**渗透至组织,可进一步对血管和邻近组织造成损害。

发病机制

- **酸**。胃窦 G 细胞分泌的**胃泌素**,迷走神经释放乙酰胆碱,肠嗜铬样(ECL)细胞释放组胺,作用于壁细胞受体,分泌胃酸。

  胃酸分泌较少的人群,十二指肠溃疡发生率较低。随着胃酸分泌的增加,易出现多发、复合性溃疡,如胃泌素分泌肿瘤(见第 17 和 40 章)。然而,胃溃疡患者的胃酸分泌常较低,可能是慢性胃炎所致。
- **前列腺素类**。服用非甾体抗炎类药可增加消化性溃疡发生风险,如阿司匹林,抑制上皮细胞分泌前列腺素。此外,类前列腺素 E_2 受体激动剂可降低消化性溃疡发生风险,如米索前列醇。
- **吸烟、饮酒、基因及压力**。其他危险因素还包括吸烟和饮酒,目前发病机制尚未明确。此外,溃疡具有部分遗传易感性。少量证据提示,生活压力和方式也可能是消化性溃疡发生的相关危险因素。
- **幽门螺杆菌**。早在 100 年前,就已发现胃内存在螺旋杆菌;1982 年,澳大利亚学者 Warren 和 Marshall 首次从 11 例胃炎患者黏膜中分离培养出幽门螺杆菌。Marshall 博士通过自身实验发现幽门螺杆菌可导致胃炎,应用抗生素可治愈。

  尽管幽门螺杆菌感染的患者中仅有 15% 进展为溃疡,但幽门螺杆菌感染是消化性溃疡的主要原因。多数情况下,根除幽门螺杆菌感染可有效治愈消化性溃疡。

  胃腔内幽门螺杆菌可促进产生胃泌素,导致胃酸分泌增多症和**十二指肠溃疡**形成。当幽门螺杆菌感染壁细胞丰富的胃体,可减少胃酸分泌,且与**胃炎、胃溃疡、胃癌及胃淋巴瘤**发病密切相关。

  幽门螺杆菌菌株的**致病性**和**毒力**不同,取决于各种细菌基因。因此,宿主因素和菌株因素决定感染程度。

  消化性溃疡源于黏膜**自身防御**(如胃黏膜层、前列腺素)和**侵袭因素**(如胃酸、吸烟、饮酒和 NSAIDs)失衡所致。幽门螺杆菌感染易导致平衡失调。

临床特点

消化性溃疡或胃炎常表现为**上腹痛**,饥饿或进食后加重,抑酸药可缓解症状;可伴恶心、呕吐和厌食;长期慢性渗血可表现**贫血**。

消化性溃疡可引起**急性大出血**,出现呕血和(或)**黑便**,需医疗急救。同样,消化性溃疡可导致胃或十二指肠穿孔,进而引起**腹膜炎**。消化性溃疡可侵入胰腺,引起**胰腺炎**。慢性反复性十二指肠溃疡可形成瘢痕,进而引起**肠梗阻**。

诊断

胃镜检查为首选诊断标准,上消化道**钡餐**造影也可检测溃疡。

通过**血清学**或**尿素酶呼气试验**,如 ^{13}C-呼气试验,以检测幽门螺杆菌感染。内镜检查时,黏膜活检,通过尿素酶简单的比色法检测,可检测幽门螺杆菌感染(见第 49 章)。

胃癌及**胃淋巴瘤**也可导致胃溃疡,建议溃疡部组织**活检**,以鉴别良、恶性。十二指肠溃疡少见恶变。

治疗

- **手术**适用于紧急情况和难以确诊的患者。**胃大部切除术**切除富含 G 细胞的胃窦,减少产生胃泌素。另一种方法是选择性切断刺激胃酸分泌,控制括约肌胃纤维迷走神经,即选择性迷走神经切断术。
- **单纯抑酸药物和抗胆碱能药物**相对无效,须频繁服用且易产生副作用。
- 选择性组胺 H_2 **受体拮抗剂**是首个有效治疗消化性溃疡的药物。西咪替丁和雷尼替丁曾全球广泛应用。
- **质子泵抑制剂**可作用于壁细胞受体,抑制胃酸分泌,现已取代 H_2 受体拮抗剂。奥美拉唑,为第一代质子泵抑制剂,也是全球费用支出最高的单药。
- **根除幽门螺杆菌**可永久性治愈消化性溃疡。需抑酸药联合 2~3 种抗生素,以成功根除幽门螺杆菌。抗生素耐药逐渐增多,但标准疗法的成功率仍可达 90%。
- **急救处理**。出血或穿孔需急诊手术或内镜下治疗,如在暴露的血管周围注射肾上腺素或给予止血夹止血。

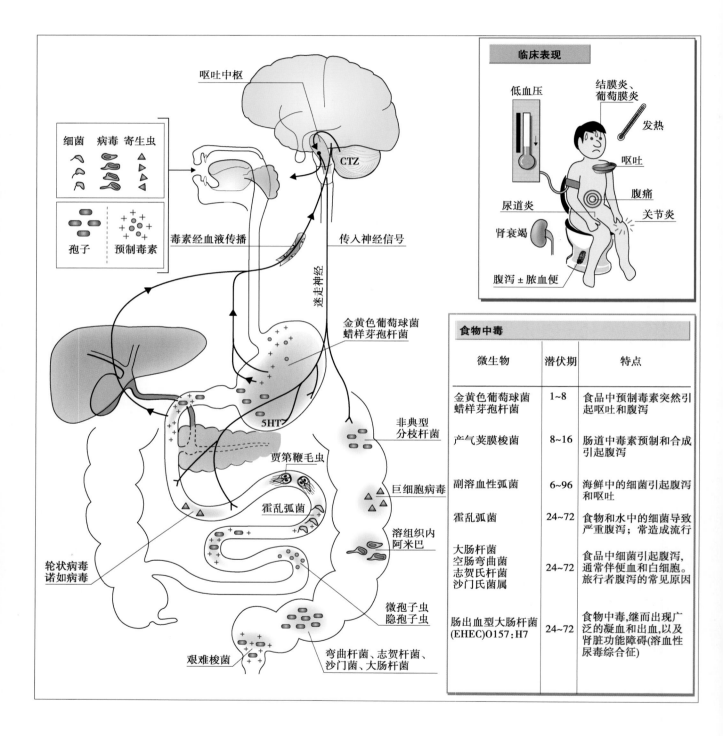

临床表现

食物中毒

微生物	潜伏期	特点
金黄色葡萄球菌 蜡样芽孢杆菌	1~8	食品中预制毒素突然引起呕吐和腹泻
产气荚膜梭菌	8~16	肠道中毒素预制和合成引起腹泻
副溶血性弧菌	6~96	海鲜中的细菌引起腹泻和呕吐
霍乱弧菌	24~72	食物和水中的细菌导致严重腹泻；常造成流行
大肠杆菌 空肠弯曲菌 志贺氏杆菌 沙门氏菌属	24~72	食品中细菌引起腹泻，通常伴便血和白细胞。旅行者腹泻的常见原因
肠出血型大肠杆菌 (EHEC)O157∶H7	24~72	食物中毒,继而出现广泛的凝血和出血,以及肾脏功能障碍(溶血性尿毒综合征)

胃肠炎是一种常见疾病,轻则表现为自限性食物中毒,重则造成全球范围内大量患者死亡。此外,许多全身性感染通过肠道进入人体。病毒、细菌、真菌、原生动物和多细胞寄生虫都与胃肠炎发生有关。

发病机制

微生物可通过多种途径造成胃肠炎。

- **肠毒素**是一类分泌蛋白,作用于肠上皮细胞或被吸收入血引发全身反应。例如,弧菌属和肠产毒素大肠杆菌分泌热敏性或热稳定性肠毒素,使肠道分泌过多。金黄色葡萄球菌和蜡样芽孢杆菌产生的呕吐毒素经全身吸收后刺激呕吐中枢,导致呕吐。一些毒素,如梭状芽孢杆菌分泌的细胞毒素,可引起肠道炎症反应。
- **肠道内的黏附力和持久性**。肠腔内容物流动可限制有害微生物的毒性。然而,一些生物体产生**黏附素**,与宿主细胞表面的蛋白质相结合,打破这一防御机制。多细胞寄生虫(蠕虫)可应用类似钩子和吸盘以抵抗肠道冲刷作用。
- 大肠杆菌、空肠弯曲菌、沙门氏菌、志贺氏菌属、副溶血弧菌、病毒(巨细胞病毒)和阿米巴(溶组织内阿米巴)侵入上皮细胞,造成黏膜损伤,继而引起溃疡和炎症。细菌、病毒、阿米巴痢疾肠炎的粪便常带血和白细胞,伴全身炎症反应,类似于炎症性肠病。
- 溶组织内阿米巴及沙门氏菌通过**入侵肠道**引起痢疾和伤寒,可穿过上皮细胞引发局部和远处病变。伤寒沙门氏菌最初在肠道淋巴组织中繁殖,但最严重的危害是全身菌血症。入侵肠道是一些寄生虫和蠕虫生命周期必不可少的步骤。

临床表现

摄入被污染的**食物**和水后,可迅速发生感染,常是**短期的、自限性的**。

呕吐可由**呕吐肠毒素**直接诱导,也可通过肠管扩张和黏膜损伤刺激**传出神经**介导。神经内分泌细胞释放的**血清胺**(5-羟色胺,**5HT**)可触发化学感受器(CTZ)(见第 28 章)。

腹泻由多种因素造成:毒素刺激分泌;神经内分泌反射促进活动和分泌;炎症导致液体和细胞**渗出**至肠腔;对糖(尤其是乳糖)的消化和吸收能力降低,使肠腔内**渗透压**增高(见第 29 章)。

腹痛由肠管**扩张**、肠道运动过强所致的**肌肉痉挛**和黏膜**炎症**损伤所引起。

发热和其他全身症状少见于普通胃肠炎和食物中毒,但常见于细菌和**阿米巴痢疾**感染,这提示存在侵入性感染。

脱水可引起**低血压**和**肾衰竭**。

溶血尿毒综合征是由肠出血性大肠杆菌(EHEC)O157:H7 血清型引起的致命性综合征,这种细菌在家牛中流行。食用未充分煮熟的**牛肉**后常引起暴发。高热及血管损伤后,常出现呕吐和腹泻,EHEC 细胞毒素可引起肾损害。应用抗生素可加重病情。

赖特综合征以及其他反应性关节炎症状,表现为关节炎、尿道炎、结膜炎、葡萄膜炎综合征和各种黏膜与皮肤病变。它可能由细菌性痢疾引起。

吉兰-巴雷综合征是一种免疫介导的周围神经脱髓鞘病变,可由弯曲杆菌感染引起。

胃肠炎也会导致长期**乳糖不耐受**和**感染后肠易激综合征**。

食物中毒

食物中毒是摄入被污染的食物后常见的胃肠炎综合征。通常,**真菌孢子**和**微生物**被摄入并在肠道内繁殖。食入**预制毒素**后,症状出现更快,常在数小时内发生。

旅行者腹泻

若旅行者前往胃肠道感染高发地区,如非洲、远东地区、拉丁美洲,则存在更高的腹泻风险。**细菌感染**是最常见的病因,如弯曲杆菌、志贺杆菌、沙门菌、大肠杆菌;其次为**病毒**和**原生动物**(蓝氏贾第鞭毛虫和溶组织内阿米巴)。

地方性和流行性腹泻

幼儿园、学校、营地和医院等拥挤的公共场所暴发胃肠炎可引起快速传播。病毒是最常见的病因,如**轮状病毒**和**诺瓦克病毒**。战争、洪水、地震可为**霍乱**和**伤寒**暴发创造条件。由于缺乏清洁的饮用水和基本的医疗护理条件,因此这些疫情可进一步加重,造成巨大损失。疫苗可有效预防轮状病毒、霍乱和伤寒。

免疫力低下的患者

获得性免疫缺陷综合征(**AIDS**)和免疫抑制患者中,腹泻很普遍,常为慢性。正常情况下,非致病性微生物,如**隐孢子虫**和**微孢子虫**,会导致这类人群发生**机会性**感染疾病。

抗生素相关性腹泻

抗生素改变肠道共生细菌的正常平衡,可引起腹泻。通常是由于产毒**梭状芽孢杆菌**过度生长,导致严重炎症(**伪膜性结肠炎**)。

诊断

粪便中带血和白细胞可用于区分炎症性腹泻和其他原因导致的腹泻。

微生物学检查可能是寻找**公共卫生**原因或持续腹泻原因的必要检查。通过**电子显微镜**检测粪便中轮状病毒,通过光学显微镜检测阿米巴和寄生虫。粪便**培养**检测细菌性病原体;十二指肠活检或**空肠穿刺术**明确贾第鞭毛虫病。

治疗

最主要的治疗方法是持续补液,可**口服补液**或**静脉输液**(见第 24 和 29 章)。

抗生素,如**环丙沙星**或**利福昔明**,不被全身吸收,可减少细菌感染的持续时间、减轻胃肠炎严重程度,但并非必要。**灭滴灵**可有效治疗贾第鞭毛虫病、阿米巴病。

腹泻是一种宿主抗感染的防御机制,因此止泻药,如**咯派丁胺**,应避免使用。

35 消化系统感染

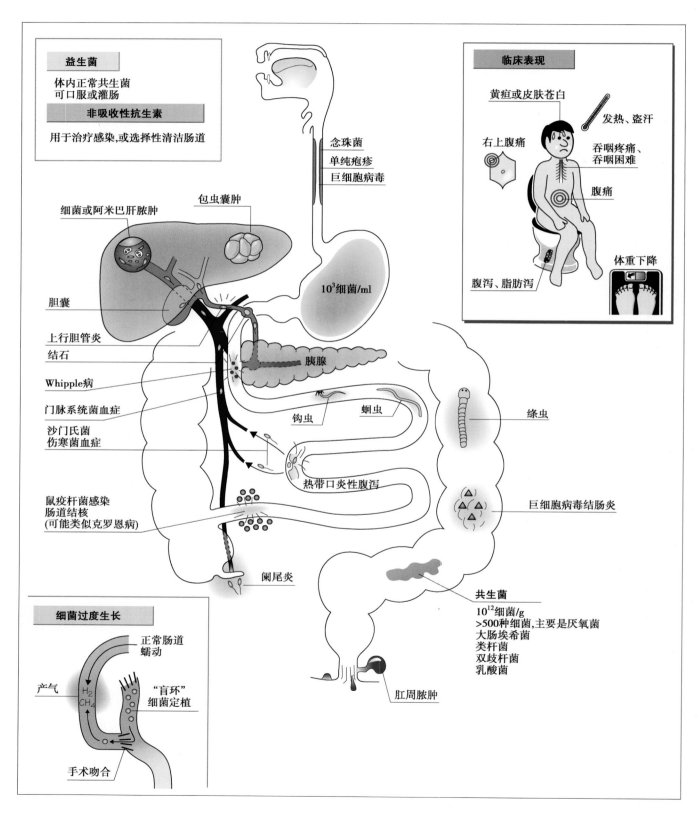

除了胃肠炎和食物中毒,微生物也可导致许多其他胃肠道系统相关的疾病。此外,胃肠道内有大量的固有或共生的细菌,它们在人类健康与疾病中的角色仍不清楚。

共生细菌

整个肠道都存在共生细菌,**大肠**细菌含量最多,约 $10^{12}/g$。它们常是无害的,并可排斥有害菌群,使宿主获益。肠道包括 **500 多种**细菌,主要包括**大肠杆菌**、**双歧杆菌**、**乳酸菌**。

大肠杆菌、肠球菌、链球菌、梭状芽胞杆菌和其他细菌仍可致病。细菌通过获得毒力因子致病,如质粒或者噬菌体基因编码产生**毒素**、**粘附素**等;或趁宿主防御能力降低时致病,如**艰难梭状芽胞杆菌**;抗生素引起肠道菌群失调,进而导致腹泻。

细菌过度繁殖

由于小肠内食物不断蠕动以及蛋白类抗菌素的存在,因此小肠细菌少见。然而,小肠解剖发生改变,如小肠憩室、**手术**,细菌将过度生长;系统性硬化症可导致小肠**蠕动障碍**,甚至**停滞**。

细菌可引起营养代谢障碍,肠道产生过多气体,从而破坏肠黏膜和造成**肠道吸收不良**;表现为腹痛、胃肠胀气;可经呼气试验诊断。**抗生素**和矫正手术也是必要的治疗手段。

蠕虫和寄生虫

多细胞蠕虫和寄生虫常寄生于小肠,尤其是在卫生条件很差的情况下。**钩虫**、**绦虫**和**蛔虫**能够在肠道内寄生数年,造成慢性腹泻、吸收不良和**贫血**。蛔虫入侵肠道,通过肺部迁移来完成一个生命周期,导致全身系统性疾病。猪带绦虫的虫卵入侵人体,导致**囊虫病**;杀虫剂,如阿苯达唑,是主要治疗手段。

念珠菌病

白色念珠菌是肠道主要的真菌病原体,常与人共生。**嗜中性粒细胞减少症**、**糖尿病**、使用**皮固醇**或获得性免疫缺陷综合征(**艾滋病**)的患者机体免疫力下降,白色念珠菌则侵入舌头、口、食管的浅表上皮细胞,从而导致炎症和疼痛。标本可发现真菌菌丝或真菌培养有助诊断。局部或全身**抗真菌治疗**是有效的,如制霉素或氟康唑。

Whipple 病

这是一种罕见病,由 *Tropheryma whipplei* 导致的慢性感染,多见于老年男性,并发生腹泻、营养不良和发热,十二指肠活检显示巨噬细胞中含有细菌。长期使用抗生素是主要的治疗方法。

全身感染、脓肿和包块

肠道菌群可经门**静脉**入肝而形成**肝脓肿**。然而,一些肠道微生物,特别是来自于口腔和肠道的链球菌,能够引起**感染性心内膜炎**。因此,内镜治疗前,对于严重心脏瓣膜病的患者来说,可使用抗生素预防感染。**伤寒沙门菌**可造成全身感染;免疫力低下的患者中,即便是毒性很小的**非典型沙门菌**,也可导致**骨髓炎**、**脑脓肿**、**心内膜炎**等疾病。

阿米巴痢疾可导致**肝脓肿**、腹壁包块以及急性痢疾。

棘球绦虫类(**棘球蚴虫**)主要来自于绵羊和狗,入侵至肠壁,引起全身大范围传播,囊虫卵沉积于肝脏、肺和其他器官。

肝脓肿典型症状为腹痛、发热、血常规异常,但也可无症状。B 超和 CT 可用于诊断。无论是否使用外科引流,均需使用抗生素治疗细菌性或阿米巴肝脓肿。包虫病需外科手术治疗。

肛周脓肿是由于深部肛门腺的厌氧菌感染所致,相对常见。治疗包括外科切开引流和抗生素。复发性肛周脓肿提示可能有**肛门直肠克罗恩病**。

炎症性肠病

多数溃疡性结肠炎(UC)和克罗恩病是由细菌及细菌分泌物等环境因素所引起,但炎症性肠病(IBD)不是由单一细菌感染所致。抗生素常对 UC 无效,但能够改善克罗恩病的症状,**调节肠道益生菌群**。

结核分支杆菌和**耶尔森氏鼠疫杆菌**引起的肠道感染与克罗恩病的回盲部病变非常相似,难以鉴别。同样,细菌和**阿米巴痢疾**、巨细胞病毒感染和单纯疱疹病毒感染,可伴随出血性腹泻、腹痛、肠壁溃疡症状,容易与 UC 相混淆。

临床表现和诊断

慢性肠道感染可引起腹痛、腹泻、腹胀、体重下降、营养不良和(或)贫血。

粪便培养可检测出**细菌病原体**,且在显微镜下发现**虫卵**、**包囊和寄生虫**。放射影像、内镜下组织活检及粪便培养、血培养、血清学检测能够发现深部脓肿和潜在感染。

治疗

肠道共生菌与人类健康和疾病有关,需谨慎使用**抗生素**。相反,活菌和益生菌可改善肠道微环境。

非吸收型抗生素,如新霉素和诺氟沙星,可对肠道进行选择性净化,可在**肠道手术**前预防性使用。如未进行洗肠,可见肠道菌群失调。慢性肝病患者应用这类抗生素,如诺氟沙星和利福昔明,可减少因菌群移位或细菌过度繁殖所引起的**肝性脑病**和**自发性腹膜炎**。

溃疡性结肠炎和克罗恩病

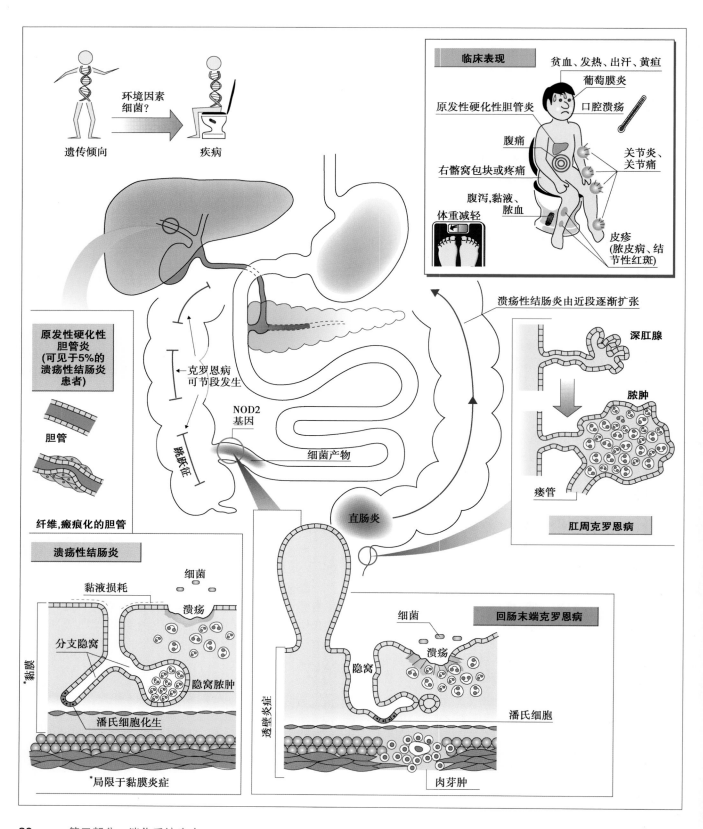

临床表现

贫血、发热、出汗、黄疸
葡萄膜炎
原发性硬化性胆管炎
口腔溃疡
腹痛
关节炎、关节痛
右髂窝包块或疼痛
腹泻,黏液、脓血
体重减轻
皮疹(脓皮病、结节性红斑)

环境因素细菌?
遗传倾向 疾病

溃疡性结肠炎由近段逐渐扩张

深肛腺
脓肿
瘘管
肛周克罗恩病

原发性硬化性胆管炎(可见于5%的溃疡性结肠炎患者)
胆管
纤维,瘢痕化的胆管

克罗恩病可节段发生
NOD2基因
细菌产物
脓胸症
直肠炎

溃疡性结肠炎
细菌
黏液损耗
溃疡
分支隐窝
隐窝脓肿
*黏膜
潘氏细胞化生
*局限于黏膜炎症

透壁炎症
隐窝
细菌
溃疡
回肠末端克罗恩病
潘氏细胞
肉芽肿

炎症性肠病（IBD）主要包括**溃疡性结肠炎（UC）**和**克罗恩病（CD）**，均慢性起病，常反复发作，迁延不愈。在西方国家，每 10 万人就有 150 人患有 IBD。

病因

小肠常处于慢性、轻度炎症状态。肠道损害的因素包括**极限的 pH 值**、**机械性创伤**、**细菌及病毒病原体**和**毒素**侵入、**肠道固有菌群**。因此，**免疫反应**可能与食物或肠道菌群成分有关。

IBD 病因仍不清，可能是由一个或多个**环境因素诱发遗传易感性**所致。

最近发现，CD 与回肠末端 **NOD2 基因**突变有关。NOD2 可能是细胞内对细菌细胞壁成分的感受器，在单核细胞和潘氏细胞中表达。

此外，动物实验显示，只有存在肠道细菌的情况下，破坏免疫系统才能诱发肠道炎症。

UC 和 CD 与诸多病因有关，但最终导致相似的临床症状和病理结果。

宏观病理学

UC 只侵犯大肠，而不侵犯小肠。此外，直肠常受累；炎症常沿近端发展。

CD 可侵袭肠道的任何部位，主要有三种类型：**回肠末端炎症**、**结肠炎**、**肛门直肠**的炎症。患者可同时存在以上三种类型病变，或上述类型各种组合的病变。此外，UC 表现为连续的、扩展延伸的炎症病变，而 CD 为"**多节段性病变**"。

组织病理学

可见黏膜溃疡，炎症反应主要在黏膜固有层。

UC 患者中，杯状细胞减少（**杯状细胞消耗**），而**潘氏细胞增多**。正常**结肠隐窝短且直**；然而，UC 患者结肠隐窝弯曲且**多分支**。另一典型特征是腺腔内中性粒细胞聚集，形成**隐窝脓肿**。

固有层内，炎症细胞数量增加。UC 患者中，炎症不会超越固有层。与此相反，CD 患者中，炎症可穿透肠壁。此外，CD 患者中，肉芽肿由激活的淋巴细胞和巨噬细胞组成。

临床表现

结肠炎（UC 或 CD）可引起**腹泻**，常伴黏液、脓、血。全身炎症反应也可导致**腹痛**和**不适感**。

CD 患者中，回肠末端炎可造成腹泻或便秘、腹痛、右髂窝可触及明显的**炎性包块**。慢性回肠末端炎

可干扰维生素 B_{12} 和胆汁酸吸收，造成贫血和诱发胆结石。炎症也可引起狭窄，导致肠梗阻。

CD 患者中，炎症穿透肠壁可造成肠漏和深部脓肿。

UC 患者中，以发热、不适和体重减轻为表现的全身炎症反应较轻；而 CD 患者中，表现较重。

IBD 肠外特征包括皮疹，如坏疽性脓皮病、结节性红斑、关节痛和关节炎（占 15% 左右）；眼睛炎症（虹膜炎和葡萄膜炎）；口腔溃疡尤为常见。

慢性 UC 可导致结肠癌；约 5% 的 UC 患者并发原发性硬化性胆管炎（PSC），而仅极少数 CD 患者可并发 PSC。

诊断

结肠炎主要通过乙状结肠镜和结肠镜检查及黏膜病理活检以确诊。钡餐透视可提示回肠末端炎症、漏管和狭窄。无特异的血液检查，但贫血、维生素 B_{12} 缺乏症、C 反应蛋白升高较为常见。UC 患者可发现抗中性粒细胞胞浆抗体（ANCA）；CD 患者可发现酵母菌抗体（ASCA）。

治疗

- **氨基水杨酸类药物（5ASA，美沙拉嗪）**具有局部抗炎作用，尤其在结肠部位，经口或直肠给药，缓释制剂（得斯安、美沙拉嗪片）在结肠分解。共轭形式 5ASA（柳氮磺胺吡啶，奥沙拉秦，巴柳氮）在结肠处经细菌酶促释放。

- **糖皮质激素**常是最有效的缓解方法，尤其是疾病急性加重期。静脉、经口或直肠给药，长期激素治疗会带来很多副作用，包括骨质疏松症和糖尿病。**布地奈德**可被肝脏迅速代谢，降低全身药物浓度，可能对回肠末端 CD 有效。

- **免疫抑制**主要包括**硫唑嘌呤**、**6-羟基嘌呤**、**甲氨蝶呤**，尤其适用于疾病反复发作且需反复使用类固醇的患者。肿瘤坏死因子 α（TNFα）对 IBD 疗效显著。

- **抗生素**，如**甲硝唑**，对部分 CD 患者有效，但对 UC 无效。

- **益生菌**可恢复肠道菌群的正常平衡。

- **全直肠结肠切除术**（切除结肠和直肠）可治愈 UC。若疾病严重而保守治疗无效或并发直肠结肠解剖结构异常，需考虑手术治疗。由于术后 CD 常复发，因此手术仅限用于肠道狭窄和脓肿等严重并发症。

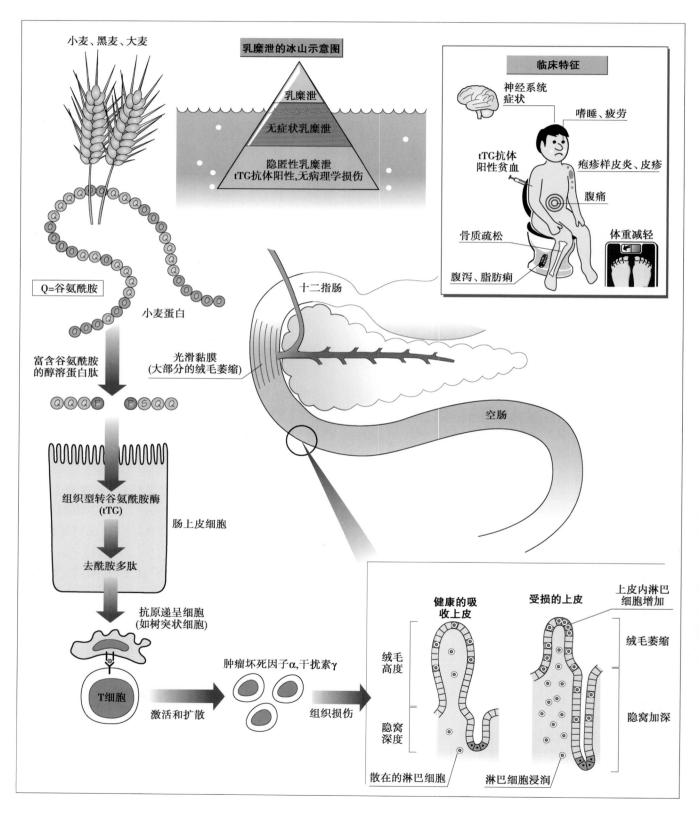

小麦、黑麦、大麦

乳糜泄的冰山示意图

乳糜泄
无症状乳糜泄
隐匿性乳糜泄
tTG抗体阳性,无病理学损伤

临床特征

神经系统
症状
嗜睡、疲劳
tTG抗体
阳性贫血
疱疹样皮炎、皮疹
腹痛
骨质疏松
体重减轻
腹泻、脂肪痢

Q=谷氨酰胺

小麦蛋白

富含谷氨酰胺
的醇溶蛋白肽

QQQP PSQQ

组织型转谷氨酰胺酶
(tTG)

去酰胺多肽

肠上皮细胞

十二指肠

光滑黏膜
(大部分的绒毛萎缩)

空肠

抗原递呈细胞
(如树突状细胞)

T细胞

激活和扩散

肿瘤坏死因子α,干扰素γ

组织损伤

健康的吸
收上皮

受损的上皮

上皮内淋巴
细胞增加

绒毛
高度

绒毛萎缩

隐窝
深度

隐窝加深

散在的淋巴细胞

淋巴细胞浸润

乳糜泻,也称为**麸质敏感性肠病**,是由富含谷氨酰胺和脯氨酸的谷蛋白引起的免疫反应。谷蛋白常见于**小麦**、**黑麦**、**大麦**和燕麦。该病可发生于任何年龄段,婴幼儿至老年,常无症状,也可偶然发现。

病因及发病机制

细胞不断更新以维持健康的小肠上皮。绒毛尖端的衰老上皮细胞正常脱落和隐窝中**干细胞**形成新细胞之间保持平衡,使绒毛高度和隐窝深度之比保持在**2∶1**。**固有层**含有少量淋巴细胞、巨噬细胞、成纤维细胞、毛细血管内皮细胞和其他细胞。上皮本身有**上皮内淋巴细胞群**,以监督潜在病原体。

遗传易感个体中,麸质的摄入会衍生出**醇溶蛋白肽**的免疫反应。尚未鉴定乳糜泻相关基因,但某些主要组织相容性复合体(**MHC**)Ⅱ类基因的等位基因与该病可能有关。早期膳食摄入麸质,特别是在**断奶**后,可能增加患病风险。

细胞酶**组织型转谷氨酰胺酶(tTG)**普遍存在,对疾病发生起着重要作用。通常是将谷氨酰胺残基与结缔组织蛋白中的赖氨酸交联,通过将天然醇溶蛋白肽中的谷氨酰胺残基转化成谷氨酸,从而产生更多的免疫原性肽。然而,尚未发现与疾病相关的 tTG 基因多态性。

淋巴细胞与抗原递呈细胞表面被修饰的醇溶蛋白肽发生反应、增殖,进而增加了上皮内淋巴细胞和固有层淋巴细胞数量。活化的淋巴细胞分泌炎症介质,包括**细胞因子**、γ-干扰素和肿瘤坏死因子 α(TNF-α),**募集和激活**更多炎症细胞,改变肠上皮**干细胞的增殖速率**,并增加了成熟肠细胞中程序性细胞死亡(**凋亡**)的速率。这会造成肠黏膜水肿、肿胀,绒毛缩短、增厚、变硬以及较正常更深的隐窝(**大部分绒毛萎缩**),并且减少上皮表面积,破坏上皮消化和吸收能力,导致**吸收不良**。

膳食麸质的浓度在近端小肠中最高,因此乳糜泻对十二指肠和近端空肠影响最为严重。

临床表现

乳糜泻可发生在**任何年龄**,但大多数病例是在儿童早期或中年时才被诊断。乳糜泻可无临床症状,tTG 抗体阳性,且无明显病理损伤,即为隐匿性乳糜泻。

吸收不良可引起**腹泻**和**体重减轻**。脂肪含量过高,无法吸收,会导致**脂肪痢**,形成大量、苍白、恶臭的粪便漂浮在水中。铁缺乏引起的**贫血**是常见的。钙和维生素 D 吸收不良增加了**骨质疏松**的发生风险。

近端小肠被吸收的营养素(如铁和钙)最易受乳糜泻影响;而空肠和回肠吸收的营养素,如**叶酸**、**维生素 C**、**维生素 B₁₂**,仅在疾病晚期才受到影响。

患者可表现为**腹痛**和**疲劳**等症状。多达 10% 的患者出现神经系统症状,轻者可发生周围神经病变,重者可发生中枢神经系统障碍,具体原因尚不清楚。

少数人可表现为脓疱疹,称为**疱疹样皮炎**,与真皮细胞中 tTG 与其抗体反应相关。

无法控制的乳糜泻患者可能因慢性炎症增加肠道**肿瘤**风险,特别是肠道**淋巴瘤**风险。严格遵守无醇溶蛋白饮食可大幅度降低这种风险(参见第 40 章)。

若将醇溶蛋白从膳食中除去,所有体征和症状均会消失;若再次引入,则会复发。

诊断

乳糜泻易漏诊,不明原因贫血和轻微腹部和神经系统症状时,应考虑该病。爱尔兰西部人群中该病较常见;而非洲人群中较罕见。

tTG 抗体可确诊乳糜泻,灵敏度和特异度近乎100%。因其首次用于检测食管平滑肌(肌内膜)内层中的未知抗原,故也称为**肌内膜抗体**。它已取代了灵敏度和特异度较低的**抗麦醇溶蛋白抗体**检测。免疫球蛋白 A(**IgA**)抗体检测可用于选择性 IgA 抗体缺陷患者,但每 500 例患者中有 1 例的检测结果是不可靠的(参见第 19 章)。

无论是治疗前、无麸质饮食后还是再次摄入麦胶蛋白饮食,上消化道**内镜**和十二指肠**黏膜活检**均是诊断的金标准,以证实**亚全绒毛萎缩**和淋巴细胞浸润。随着可靠的血清学检测的诞生,现已很少用于临床。

乳糜泻与其他罕见小肠疾病相似,如惠普尔病、**CD**、**热带口炎性腹泻**;此时,十二指肠或空肠活检也许有助于确诊。

治疗

严格**无麸质饮食**是主要治疗原则。小麦、黑麦和大麦蛋白存在于诸多食物和小吃中,因此,专业的营养师和患者协会(如英国**乳糜泻疾病学会**)可帮助患者保持警惕。在严重的、不受控制的乳糜泻及急性肠道炎症中,可用激素治疗,但有一定危险,且较少使用。

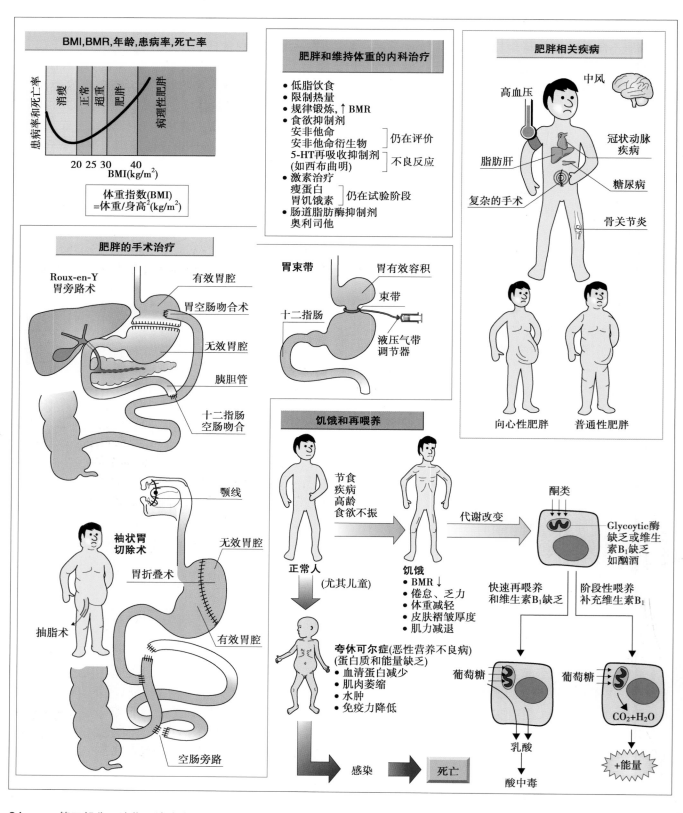

肥胖

肥胖是西方国家最常见的健康问题。全球肥胖的发病率持续增长。体重受机体严格调控,以至于增减体重需克服强大的稳态机制(见第 23 章)。

衡量肥胖

肥胖是指异常的脂肪组织与瘦组织(主要是骨骼和肌肉)的比值。体重指数(BMI)(体重/身高的平方,单位是 kg/m^2)是一个衡量健康体重的标准。正常的体重指数是 $18 \sim 25kg/m^2$,超过 25 为超重,超过 30 为肥胖,超过 40 为病理性肥胖。测量体内脂肪含量方式包括皮肤褶皱厚度、低频电流下测量电阻抗、实验条件下测定全身密度。

肥胖与高血压、糖尿病、中风、血栓形成和心脏病均有关。腰臀比是一个简单衡量超重的指标,与心血管疾病发生风险相关。正常的腰臀比小于 1。腰围也与 2 型糖尿病、高血压和心血管疾病发生有关(女性大于 88cm,男性大于 102cm)。

治疗肥胖

随着年龄的增长,体重也增加,预防肥胖和减重同样重要。

- 饮食。限制卡路里的摄入可减轻体重。最初的体重减轻常在几个月后会反弹。某种饮食方式可限制液体摄入,脱水可造成体重快速减轻的假象。为了控制体重,饮食应足量,营养充足,而不应缺乏维他命、矿物质和营养素。极低热量饮食可导致营养不良,故需在医生监督下低热量饮食。

  若高热量食物比例过高,卡路里摄入将会增加。理想情况下,脂肪所提供的卡路里比例应占 20% ~30%。
- 锻炼。规律锻炼有助于控制体重。其潜在机制是消耗热量、抑制食欲、提高基础代谢率(BMR),以控制体重(见第 23 章)。
- 药物治疗。越来越多的人认识到肥胖的不良预后,并且寻求有效的治疗方法。一些研究显示,可通过神经内分泌控制体重。

  最有效食欲抑制药物是苯丙胺衍生物,右芬氟拉明和芬特明,但可引起心脏相关副作用,已被停用。西布曲明是另一种有效作用于 5-羟色胺通路的食欲抑制药物。奥利司他是一种特异性胰脂肪酶抑制剂,可引起脂肪吸收不良和体重减轻,副作用包括脂肪泻和维生素缺乏,故已限制使用。
- 有时,肥胖是由内分泌功能障碍引起的,例如甲状腺功能减退。治疗相关疾病是有效的。
- 手术。手术可去除脂肪。脂肪抽吸术和胃肠手术

限制食物摄取和吸收。整容手术仅可短期获益,但有疤痕和感染的风险。胃肠手术可作为治疗病理性肥胖的方案。空肠-回肠旁路术可引起严重的肝脏疾病(脂肪性肝炎),故现已被取消。胃旁路手术(RYGB)是最常用的手术;创伤更小的手术,如缝合或用橡胶带(腹腔镜可调节胃束带)闭合部分胃腔,减重效果不持久。这种手术可能比单纯缩小胃容量更佳,且可通过激素机制发挥作用,如多数情况下,胃旁路手术后糖尿病得以控制(见第 51 章)。

饥饿、营养不良和厌食

营养不良的病因多种,以经济贫困最为常见。此外,疾病状态、胃肠道疾病(如食管癌)、神经性厌食以及自主禁食均可导致营养不良和饥饿。

衡量营养不良

BMI 异常低;其他指标也低,如皮肤折皱厚度、肌肉力量和质量。可伴有乏力和嗜睡;严重饥饿可引起多器官功能衰竭。妇女可伴有停经。也可伴有相关维生素和矿物质缺乏。

营养不良的影响

营养不良造成人体诸多异常,包括胃肠道改变。绒毛越短,消化酶越少,肠道预防病原体进入人体的屏障功能也越弱。只要小肠不工作,绒毛就会萎缩,因此肠外营养的患者处在这种风险。营养不良的儿童发育迟缓,且由于黏膜萎缩和免疫能力普遍降低而更易感染,如胃肠炎,这可加重营养不良,甚至致命。

代谢适应可减少葡萄糖依赖和降低基础代谢率,允许机体在较低能量摄入的情况下生存时间更长。然而,饥饿一段时间后,快速重新喂养会诱导严重的代谢异常(再喂养综合征)。

夸休可尔症(恶性营养不良病),或称为蛋白质能量营养不良病,发生在蛋白质不足超过整体热量不足的时候。组织和血液中的蛋白质不足以更新,且存在外周水肿。相反,消瘦型营养不良是全身性营养不良,无浮肿。

全身性营养不良可能掩盖特定的微量营养素缺乏症。例如,营养不良的酒精依赖的人群不重视营养而喜欢酒精,可伴有硫胺素(维生素 B_1)缺乏。当他们补充低碳水化合物的饮食时,这种缺乏症在临床上是不明显的。然而,当他们进入医院并给予静脉内葡萄糖或良好的膳食时,会发生急性硫胺素缺乏。这是因为硫胺素用于代谢细胞中葡萄糖的丙酮酸脱氢酶的必需辅因子。急性硫胺素缺乏是一种急症,若不立即给予硫胺素,可导致永久性神经损伤(Wernicke 脑病)。

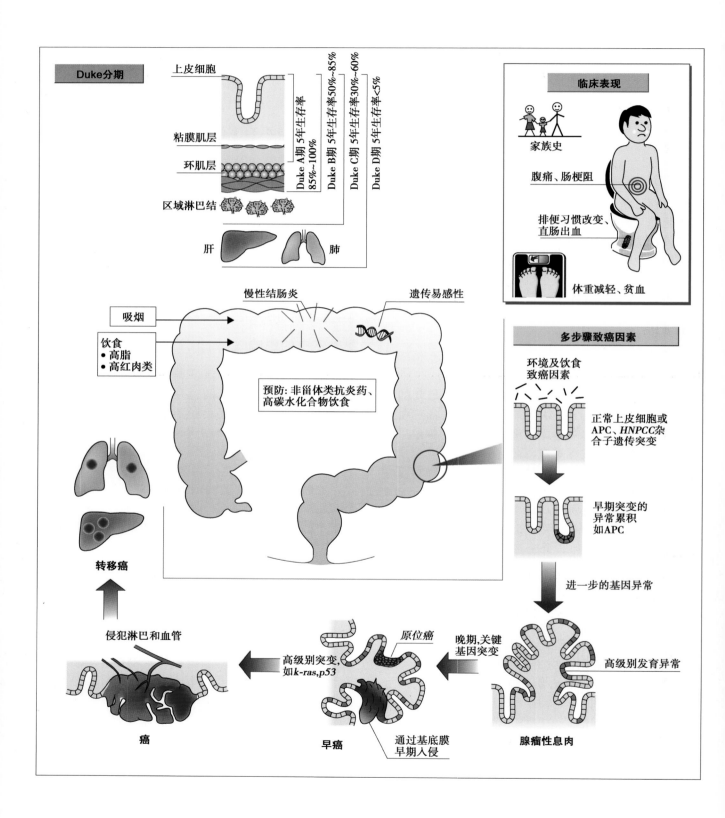

消化系肿瘤严重影响人类健康。在西方国家,**结直肠癌**位列肿瘤相关死亡原因的第二位,其他常见肿瘤包括胃癌、食管癌、胰腺癌和肝癌。

病理学

多数情况下,结直肠癌的发展遵循特征性模式,即病变最早发生在微观**异常的上皮细胞**。随着时间推移,肿瘤相关基因突变及发育异常表型增加,逐步形成**异常的小息肉**,并逐渐增大。

一些局限于息肉的上皮细胞可发展为恶性细胞,形成**原位癌**。这类恶性细胞穿透基膜,侵袭肠壁并通过**淋巴管**转移至区域淋巴结;最终侵犯**血管**,形成**远处器官转移**,如肝、肺等。

Dukes 分期可用于评估预后和治疗。

病因学和发病机制

饮食等**环境因素**可影响结直肠癌发病率。蔬菜、维生素、硒等微量元素以及舒林酸、阿斯匹林等非甾体类抗炎药是结直肠癌发生的保护因素;西方国家饮食富含脂肪和红肉而缺乏纤维,是导致结直肠癌的重要原因。**吸烟**也会增加结直肠癌风险;高脂肪饮食增加致癌物质;膳食纤维减少,易致**便秘**,可使致癌物质与上皮接触时间更长。

溃疡性结肠炎等**慢性肠道炎症**可增加上皮细胞转化和增加基因突变几率,继而增加结直肠癌风险。

遗传因素至关重要。若一个以上一级亲属患有结直肠癌,结直肠癌发生风险将显著增加。基于**二次打击学说**及抑癌基因如何发挥作用的**多基因学说**,结直肠癌的家族性研究,尤其是常染色体显性遗传**家族性腺瘤性息肉病(FAP)**和**遗传性非息肉病性结直肠癌(HNPCC)**,有助于阐明结直肠癌的分子发病机制。

正常结肠上皮细胞发生不典型增生,继而进展至肿瘤。细胞改变源自基因改变;其中,一部分是先天性的,另一部分由致癌物质所致。单基因突变不足以改变细胞功能。因此,对每个基因而言,两个等位基因突变应共存。

遗传性结直肠癌综合征中,一个等位基因突变是先天性的,因此,该基因的二次突变是后天获得的。肿瘤是由诸多基因突变所致,故需长期积累足够的突变。**腺瘤性结肠息肉病(APC)**基因突变可导致家族性腺瘤性息肉病,也常见于散发性非家族性结直肠癌患者。家族性腺瘤性息肉病患者可伴有数百枚息肉,几乎所有病例可在随后的 20 年里转变为肿瘤。每个结肠细胞已携带腺瘤性结肠息肉病基因突变,因此环

境致癌物需导致剩余基因突变或抑制,最终导致肿瘤。

遗传性非息肉病性结直肠癌不包括息肉形成阶段,而与有丝分裂时 DNA 复制发生错误所导致的基因突变有关(**错配修复基因**),患者失去纠正基因错误的能力并积累了致癌基因突变,如 APC、**TP53**、**KRAS**。

临床特征

除了家族性遗传,结直肠癌在 **50 岁**以前很少发生,50 岁以后会明显增加。早期结肠癌或结肠腺瘤**无症状**,随着时间推移,大的腺瘤和癌可致粪便潜血,导致**贫血**。更大的肿瘤可导致**直肠出血**和排便习惯改变,远处转移可出现肠梗阻、腹痛和体重减轻。

诊断

结肠镜和 CT 结肠造影是最主要的诊断方法。结肠息肉活检及**组织病理检查**可见异常组织和肿瘤(见第 46~47 章)。

粪便检查可检测出隐性出血,**粪便潜血**实验是基于愈创木脂与血红素的化学反应,阳性可能是源于食物中的血红素,如肉类等(见第 45 章)。针对血红蛋白的新型粪便检测:粪便免疫化学检测免疫化学隐性出血试验,由于只作用于人珠红蛋白,其敏感性和特异性较愈创木脂检测更高,但尚未得到广泛应用。

血液检测可显示缺铁或**贫血**;癌胚抗原(**CEA**)水平增高,与结直肠癌发生相关,可用来监测手术或化疗后肿瘤复发。

腺瘤息肉发生恶变前切除可减少结直肠癌发生风险。由于结直肠癌较常见,权威专家推荐,年龄超过 50 岁的人群应**筛查**结肠镜及粪便隐血或乙状结肠镜。

对于家族性遗传性息肉病患者,早期行全直肠结肠切除术可预防结直肠癌。

治疗

- **手术**。单纯性腺瘤可在结肠镜下勒除和切除(**息肉切除术**),而结直肠癌需连同正常组织边缘行外科手术,以确保全部切除;早期结直肠癌,尤其未穿透肠壁,手术效果更佳。转移性结直肠癌行手术可缓解出血、梗阻或疼痛等症状,但目前仍无法治愈。
- **化疗及放疗**。辅助性化疗可增加术后生存期,放疗可减少肿瘤体积。
- **预防**。推荐低脂和少红肉饮食,高碳水化合物和纤维饮食,非甾体类抗炎药和阿司匹林的价值仍需探讨。

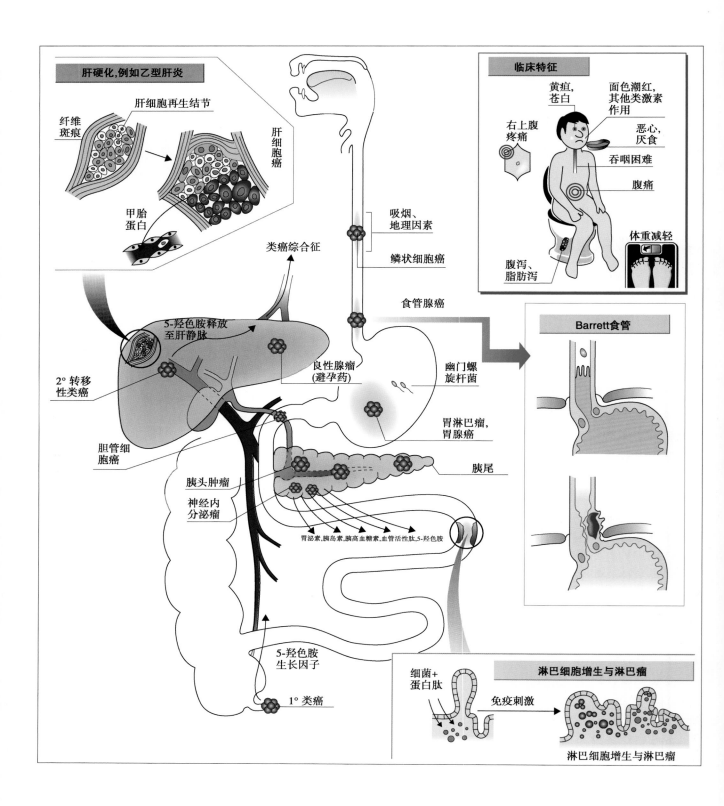

肝硬化,例如乙型肝炎

肝细胞再生结节

纤维斑痕

肝细胞癌

甲胎蛋白

类癌综合征

5-羟色胺释放至肝静脉

2° 转移性类癌

胆管细胞癌

胰头肿瘤

神经内分泌瘤

胃泌素,胰岛素,胰高血糖素,血管活性肽,5-羟色胺

5-羟色胺生长因子

1° 类癌

吸烟、地理因素

鳞状细胞癌

食管腺癌

幽门螺旋杆菌

良性腺瘤(避孕药)

胃淋巴瘤,胃腺癌

胰尾

临床特征

黄疸,苍白

面色潮红,其他类激素作用

右上腹疼痛

恶心,厌食

吞咽困难

腹痛

腹泻、脂肪泻

体重减轻

Barrett食管

淋巴细胞增生与淋巴瘤

细菌+蛋白肽

免疫刺激

淋巴细胞增生与淋巴瘤

结肠、食管、胃、胰腺以及肝脏肿瘤十分普遍，其中结肠癌最常见（见第 39 章）。胃、食管、胰腺及肝脏肿瘤的发病率有显著的**地理**及**种族差异**。原发性肝癌常见于肝硬化患者，同时肝脏也是其他许多恶性肿瘤**转移**的常见部位。

胃癌

胃腺癌在日本尤为常见，但是在全球范围内其**发病率呈下降趋势**。环境因素如**烟熏食物**、自身免疫性疾病或**幽门螺旋杆菌感染**所致的**慢性胃炎**对胃腺癌及**胃淋巴瘤的发生有一定作用**（见第 33 章）。

症状包括腹痛、消化不良、贫血、隐匿性或明显的肠出血。晚期胃癌可能在上腹部扪及肿块及淋巴扩散时可能在颈部触及淋巴结-"**Virchow 淋巴结**"。

内镜检查可能发现**胃溃疡**。所有胃溃疡应取活检并于治疗 2 个月后进行复检，经久不愈的胃溃疡可能是恶性的。

胃肠道间质瘤（GISTs）是基质细胞或间叶细胞起源的恶性肿瘤，可发生于胃肠道任何部位，常见于胃。这与平滑肌细胞肿瘤如平滑肌瘤及平滑肌肉瘤相似。它们携带突变的 c-kit 细胞表面受体（CD117），这使得它们对特殊的**酪氨酸激酶抑制剂**例如伊马替尼（格列卫）**敏感**。

食管癌

食管鳞状细胞癌是最常见的类型，在非洲南部部分地区高发。但在西方国家，食管腺癌的发生率有所上升。

鳞状细胞癌与吸烟、饮酒相关，同时慢性胃食管反流和 **Barrett 食管**易诱发腺癌。**慢性反流**导致食管上皮由复层鳞状上皮化生为单层柱状上皮，称之为 Barrett 食管，它有着不典型增生和恶变的风险（见第 4 和 32 章）。

吞咽困难和**吞咽疼痛**预示着食管疾病以及可能伴随体重减轻。恶性气管食管瘘可能导致反复性的吸入性肺炎。**吞钡造影**，**内窥镜**，活检以及细胞学刷检可确诊。

早期浸润性食管癌可通过食管切除术治愈，但通常食管癌是不可切除的，患者常行机械支架或者激光治疗作为**姑息治疗**以减小肿瘤体积。

权威人士提倡定期**内镜检查**以监测 Barrett 食管的异常增生，从而可通过内镜技术早期发现及治疗腺癌。

胃肠道淋巴瘤

胃肠道淋巴瘤较罕见且通常是慢性炎症和局部自身免疫系统激活所导致，例如**幽门螺旋杆菌**感染，**乳糜泻**，免疫增生性小肠疾病（**IPSID**）发生于慢性肠道感染（见第 19、33 及 37 章）。**MALT** 淋巴瘤是一种边缘区 B 细胞淋巴瘤，占胃淋巴瘤 50%，根治**幽门螺旋杆菌**（*Hp*）对大多数患者治疗有效。

免疫增生性小肠疾病（**IPSID**）的症状包括：**体重减轻**、**腹泻**、**吸收不良**及**腹痛**。钡餐及后续相关检查如计算机断层扫描（CT），磁共振成像（MRI），胶囊内镜（CE）以及剖腹探查术行小肠活检，常用于该病的诊断（见第 48 章）。

根除幽门螺旋杆菌（*Hp*）感染或延长抗生素治疗可能治愈早期免疫增生性小肠疾病（IPSID）。无麸质饮食可减少乳糜泻患者淋巴瘤的风险。

胰腺肿瘤

胰腺癌可表现为腹痛或当它们发生于胰头时，可能会阻塞胆总管而引起**黄疸**，极早期胰腺癌可通过胰腺，十二指肠以及相应受累结构广泛切除进行治疗（Whipple 术）。

神经内分泌肿瘤及类癌

起源于肠-内分泌组织的肿瘤可能为良性或恶性，可能偶发或作为继发于多发性内分泌肿瘤（**MEN**）综合征的一部分。他们可能没有症状或可通过**异常的激素分泌**产生症状，即使是肿瘤本身很小。例如 G 细胞起源的肿瘤产生胃泌素，导致过多的胃酸分泌以及消化性溃疡（**Zollinger-Ellison** 综合征）。其他的肿瘤可分泌胰岛素，胰高血糖素，血管活性肽（VIP），导致腹泻以及低钾血症（**Wernner-Morrison** 综合征）（见第 17 章）。

类癌是一类因产生过量血清素（5-羟色胺，**5HT**）以及肽类生长因子生长缓慢的肿瘤。类癌患者通常没有任何症状，因为肝脏可迅速代谢 5-羟色胺。一旦类癌转移至肝脏，5-羟色胺释放至血液循环，便可引起**面色潮红及腹泻**等症状，即**类癌综合征**。

类激素样作用常为神经内分泌肿瘤首发症状。神经内分泌肿瘤的解剖定位较为困难，多依赖于 CT、MRI 以及放射性核素扫描等，来定位表达表面生长抑素受体的肿瘤细胞，生长抑素受体存在于大多数神经内分泌肿瘤细胞（**生长抑素扫描**）。尿液中过量的 5-羟吲哚乙酸（**5-HIAA**），是 5-羟色胺的一种代谢产物，可用于诊断类癌综合征。

生长抑素或生长抑素注射液可通过抑制激素分泌缓解症状，手术切除是一种可能治愈神经内分泌肿瘤的手段。

肝脏肿瘤与包块

原发性肝癌（**肝细胞癌**）多见于慢性肝病及**肝硬化**，特别由慢性病毒性肝炎，尤其是乙型肝炎感染所导致的肝病。原发性硬化性胆管炎（**PSC**）患者尤其易发生胆管上皮细胞肿瘤—胆管细胞癌。非恶性**肝腺瘤与口服避孕药**相关。肝脏最多发的肿瘤是来自胃、结肠、胰腺及乳腺的**转移瘤**。

典型的症状包括**疼痛**以及如果肿瘤阻塞胆流则会引起**黄疸**。血清**肝酶**和胆色素水平可能升高。在原发性肝癌中甲胎蛋白（**AFP**）的水平常升高。

鉴别肝癌与其他良性囊肿、血管瘤、脓肿以及良性肿瘤时需通过超声、CT、MRI 及肝组织活检（见第 35 和 48 章）。肝癌的治疗方法包括：射频消融术（RFA）、动脉化疗栓塞术或对某些患者行节段性手术切除术甚至肝移植术。

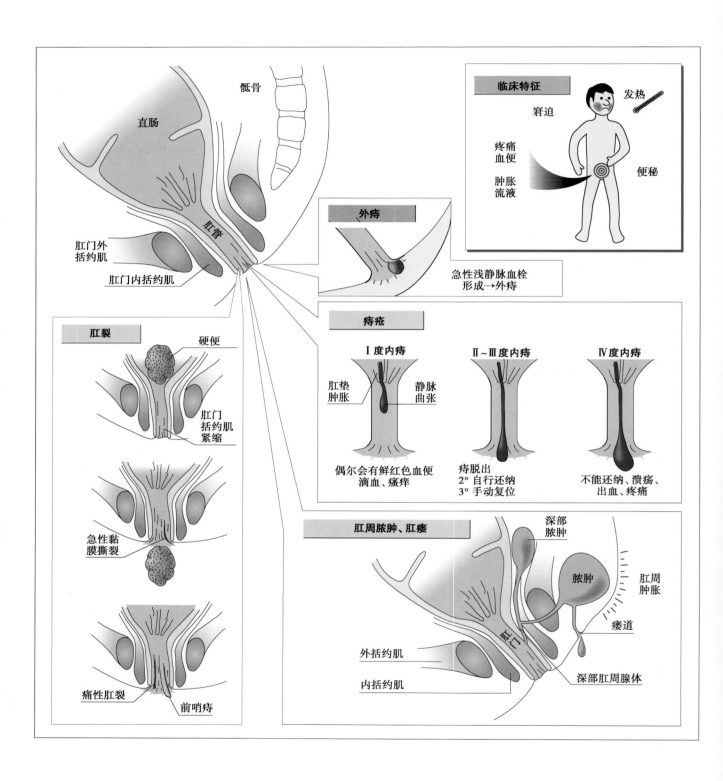

肛周为疼痛、不适及窘迫常见部位。但影响该部位的因素大多是良性的、可治疗的。

痔

痔常被称为痔疮。痔可引起**疼痛**及**便血**，有可能影响排便。

外痔实质上是肛门周围皮肤浅静脉扩张所致，它可进一步形成血栓引起极度疼痛。偶有血栓性痔引起出血，痔疮愈合后肛周可见疤痕。

内痔出现于**直肠下段**黏膜浅静脉，常因慢性腹内压升高及**用力排便**导致静脉曲张。这些静脉由柔软的结缔组织垫所支撑，肛垫肥大可导致肛周肿胀（见第 15 章）。慢性劳损是痔静脉曲张最常见的原因，其影响因素包括妊娠、肥胖及负重。

Ⅰ度内痔是由肥厚肛垫及曲张静脉构成，它可能会出血但无痔核脱出。

Ⅱ度痔疮可**脱出**于肛门，但可**自行还纳**。

Ⅲ度痔疮脱出需用手还纳，**Ⅳ度痔疮**不能还纳。

内痔除了脱出和溃烂外，一般不会引起疼痛。它们可引起肛门坠胀、不适及排便不尽感。最常见的症状包括**出血**尤其是便后出血及因脱出所引起的不适，包括肛周**潮湿**、肛周**瘙痒**及抓痕。

可通过**直肠镜**仔细检查肛周及肛门部而确诊。结肠镜检查、乙状结肠镜检查、计算机断层扫描结肠显像（CTC）可用于鉴别其他原因引起的直肠出血。

治疗措施包括改变**饮食**避免便秘、使用**大便软化剂**及改变如厕习惯避免用力排便。

痔疮外科治疗包括**胶圈套扎疗法**、**硬化注射疗法**或**切除**。除了急性痛性血栓性外痔需切开及排空，余外痔常无需特殊治疗。

肛裂

肛裂可引起急性**撕裂样疼痛**，尤其是在排便时，伴有**出血**。导致肛裂的原因是便秘及大便干结。

检查可发现肛管皮肤有线性裂口。90% 裂口位于肛管后部，10% 位于肛管前部。也可能在慢性撕裂口的边缘出现一皮肤标记，称之为**前哨痔**。

大便软化剂及减轻便秘为其主要治疗方法，急性期可局部使用**硝酸甘油软膏**，它可松弛肛门括约肌及使裂口愈合。在慢性病程患者，可选择**肛门括约肌切开术**。

肛周脓肿及肛瘘

深部肛腺可分泌黏液至肛管，它在肛门内外括约肌的延长可能导致其**堵塞**和**感染**。这可引起深部肛周脓肿，其有着显著的肛门部**疼痛**、**发热**及常伴明显的**肛周肿块**。当脓肿破溃至表层，可形成**瘘管**并形成持续**分泌**黏液及脓液的慢性感染灶。外科脓肿切开引流术后亦可发生肛瘘。

肛周脓肿及肛瘘部位位置较深，骨盆 **CT** 扫描及磁共振成像（**MRI**）扫描可有助于术前诊断。常需通过外科**切开引流**及运用包括甲硝唑在内抗厌氧菌的广谱**抗生素**治疗。

慢性复发型肛周感染可能由**肛周克罗恩病**所引起，往往需要加强抗感染治疗（见第 36 章）。

直肠炎

溃疡性结肠炎或克罗恩病可导致直肠黏膜炎症改变，进而引起**血便**、**腹泻**、**直肠刺激症状**及**黏液样便**。在多数情况下炎症仅局限于直肠，不会超越其范围。局部作用于直肠的糖皮质激素及 5-氨基水杨酸（5-ASA、美沙拉嗪）通常有效，同时可开始长期口服 5-氨基水杨酸。

放射性直肠炎。盆腔放疗如治疗女性宫颈癌、男性前列腺癌可能导致慢性血管损伤及黏膜纤维化，从而形成质脆、异常的血管而导致自发性出血。初次化疗数年后可发展为腹泻、黏液脓血便等症状。

肛周瘙痒

会阴部不良卫生习惯可刺激肛周皮肤，相反，使用肥皂水过度清洗可能导致皮肤干燥，同样可引起刺激。蛲虫爬至肛周所致感染及痔疮所引起的慢性渗液可导致瘙痒。

痉挛性肛门疼痛

痉挛性肛门疼痛常表现为排便后直肠刺痛，通常无明确的病因，因此治疗较困难（见第 31 章）。

肛门疣及性传播感染性疾病

人乳头状瘤病毒感染可引起肛周疣，其治疗方式与生殖器疣相同。梅毒可引起疣状丘疹及肛周溃疡。其他性传播疾病如单纯疱疹病毒感染及淋病，可引起肛周炎症及溃疡。

肛周肿瘤

鳞状细胞癌是最常见的肛周肿瘤，它与人乳头状瘤病毒 16 型、18 型感染相关。它可导致出血、瘙痒及疼痛，周边外翻的慢性肥厚型溃疡为其典型表现。

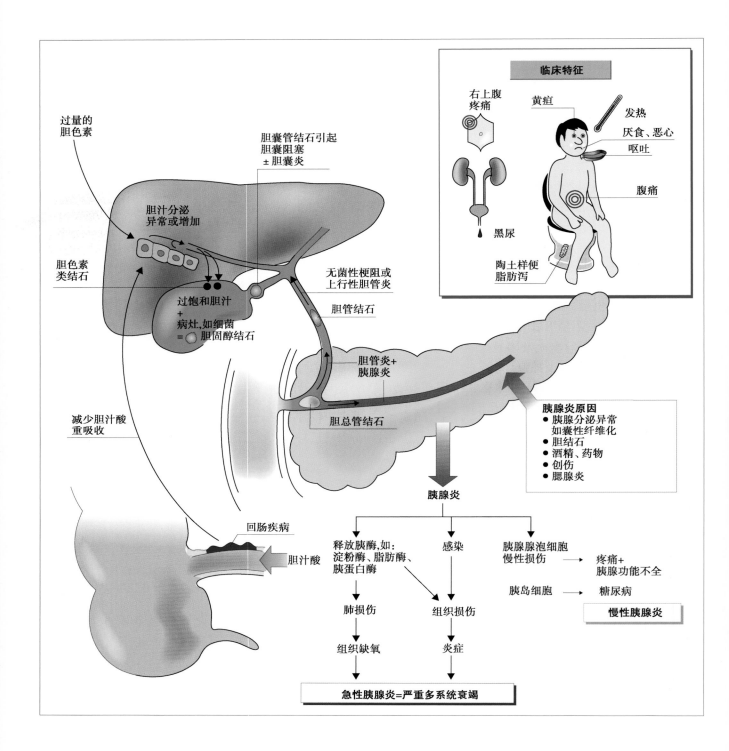

约 20% 的西方人口患有胆结石,且其发病率随年龄增长而增加。它们或无症状或可导致严重的疾病。

胰腺炎十分严重,可能变成慢性并损伤胰腺功能。

胆结石

病因

胆汁储存于胆囊内,通过上皮细胞重吸收水分而浓缩。这导致胆汁成分的**过饱和**,尤其是胆固醇,可与**磷脂**、**胆汁酸**共同形成稳定的**混合微胶粒**。然而过饱和溶液是不稳定的,胆固醇可能在微粒或**病灶**如细菌、细胞处**结晶**。结晶最初较小,形成胆泥或胆沙,随着时间推移而增大。约 85% 的胆结石以这种方式形成**胆固醇结石**。较为少见的,**溶血性疾病**如镰状细胞贫血分泌高浓度胆色素的胆汁,可引起**胆色素结石**形成。**回肠疾病**阻断胆汁酸的**肝肠循环**可增加胆结石形成的风险。

发病机制

大多数胆结石在胆囊内且**无症状**。虽然胆囊癌的风险会略有增加,但其本身是十分罕见的。从胆囊中排出的胆结石可能阻塞胆管,是引起胆石症症状的主要原因。**胆囊管**中的结石可阻塞胆囊,继而导致**感染引起胆囊炎**。胆总管嵌顿结石可导致肝内、外胆管阻塞,若梗阻胆管感染,将**进一步导致胆管炎**。胆总管或 Vater 壶腹部结石可能引起胰腺梗阻,进而导致**胰腺炎及胆管炎**。

临床表现

胆管疾病常引起**恶心**、**厌食**。**肥腻饮食**刺激胆囊收缩素释放进而引起胆囊收缩,从而加重症状。胆囊及胆管的扩张引起局限性**右上腹疼痛**,并可能触及柔软、肿大的胆囊。疼痛为典型的阵发性**绞痛**,并因无效蠕动而加重。胰腺炎及细菌感染可导致严重、持续疼痛,可伴有**发热及寒颤**。

胆道梗阻引起**黄疸**、胆汁缺乏所致**陶土样便**、排泄结合胆红素导致**尿色深黄**。引起瘙痒物质,目前仍未得到很好的研究,其排泄不畅可导致皮肤**瘙痒**。持续性胆道阻塞导致肠道胆汁酸缺乏,进而引起脂肪及脂溶性维生素吸收不良。

因嵌顿胆石可通过 Oddi 括约肌自行排出,症状可为**暂时性**。

诊断

血液检可见**胆酶**、**结合胆升素**、炎症标志物如 **C-反应蛋白**(见第 45 章)增高。

腹部超声扫描可敏感检测结石及了解有无造成梗阻。同样也可通过计算机断层扫描(**CT**)及磁共振成像(**MRI**)(见第 48 章)。

内镜逆行胰胆管造影(ERCP)可提供胆道增强图像,清晰显示梗阻及结石。此外,经 Oddi 括约肌切开术(**EST**)或气囊扩张将胆石经内镜下取出。

治疗

胆囊炎、胆管炎及胰腺炎为严重的**多系统**炎症性疾病。治疗包括:支持治疗、**镇痛**及**抗生素治疗**。

胆结石只有在引起临床问题时才会移除。**急性梗阻**、感染或胰腺炎时期,常通过 **ERCP** 或较为少用的手术结合胆道探查术紧急移除胆结石。当急性期过后,更常用的胆囊切除术(见第 51 章)。

胰腺炎

发病机制

胰管结石、**创伤**、**肿瘤等引起**胰酶的释放,导致胰腺组织的自我消化。可激发组织损伤及胰酶释放的恶性循环,它可迅速破坏大部分胰腺。**细菌感染**及胰酶渗漏至血液常伴随远处严重的组织损伤,尤其是**肺**部。因此,急性胰腺炎是一种可迅速**致死**的严重的**多系统疾病**。

化学损伤可激发相同机制而损伤胰腺,药物尤其是过量的**酒精**,是导致急性胰腺炎第二常见原因。**ERCP**术后所致创伤、腮腺炎病毒感染同样可引起胰腺炎。

自身免疫性胰腺炎可作为系统性 IgG4 疾病的一种表现,血清 IgG4(免疫球蛋白的一种亚型)升高或 IgG4 染色阳性的特征性组织学表现可作为诊断。

临床表现

腹痛、**厌食**、**发热**为其主要症状。严重病例可发生低血压、低氧及广泛血管内出血等**多系统衰竭**表现。

诊断

血液中胰酶极度升高,尤其是**淀粉酶及脂肪酶**。炎症标志物如 **C-反应蛋白**同样升高。**低氧血症、低钙血症**预示重症胰腺炎。腹部**超声**、**CT** 或 **MRI** 可见增大、水肿的胰腺。

治疗

为减少胰酶的产生,患者需禁食及**鼻胃肠管营养**。**鼻空肠管**营养支持,对胰腺刺激较小。**抗生素治疗**及支持措施是治疗的主体。目前暂无抑制胰腺分泌及胰酶的特殊抑制剂。

慢性胰腺炎

胆道结石及慢性酒精过量可能导致复发性胰腺炎。调节导管细胞氯分泌的囊性纤维化基因(**CFTR**)的遗传异常同样可诱发慢性胰腺炎。反复损伤影响胰腺内、外分泌功能,引起因胰蛋白酶缺乏所致的吸收不良及因胰岛素缺乏所致的糖尿病。此外,感觉神经受损及瘢痕化、胰管阻塞导致严重剧烈的腹痛。

瘢痕化的胰腺在腹部 X 线平片可见钙化区域。

治疗包括口服胰酶补充剂,胰岛素注射治疗糖尿病、缓解疼痛,这可能是较为困难的。

43 肝炎与急性肝损伤

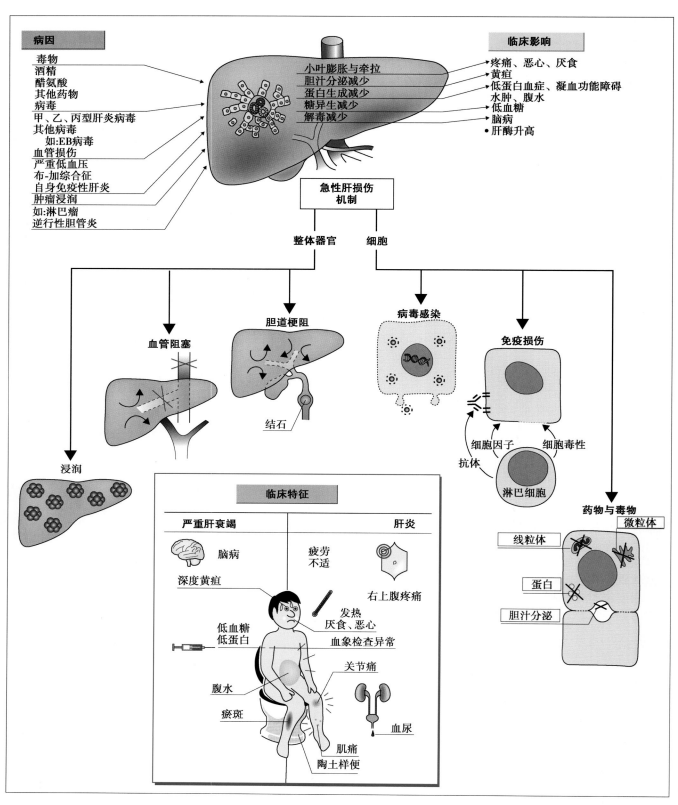

病因
毒物
酒精
醋氨酸
其他药物
病毒
甲、乙、丙型肝炎病毒
其他病毒
如:EB病毒
血管损伤
严重低血压
布-加综合征
自身免疫性肝炎
肿瘤浸润
如:淋巴瘤
逆行性胆管炎

小叶膨胀与牵拉
胆汁分泌减少
蛋白生成减少
糖异生减少
解毒减少

临床影响
疼痛、恶心、厌食
黄疸
低蛋白血症、凝血功能障碍
水肿、腹水
低血糖
脑病
肝酶升高

急性肝损伤机制

整体器官　细胞

血管阻塞
胆道梗阻
结石

浸润

病毒感染
免疫损伤
细胞因子
细胞毒性
抗体
淋巴细胞

药物与毒物
微粒体
线粒体
蛋白
胆汁分泌

临床特征

严重肝衰竭	肝炎
脑病	疲劳 不适
深度黄疸	右上腹疼痛
低血糖 低蛋白	发热 厌食、恶心
腹水	血象检查异常
瘀斑	关节痛
	血尿
	肌痛
	陶土样便

感染、毒素、药物、自身免疫及血管或胆道疾病均可导致肝炎。迅速进展的损伤可引起急性肝损伤,而更多隐匿性损害导致慢性肝脏疾病。这两种情况均可发生危机生命的**肝衰竭**

病毒性肝炎

许多病毒感染肝脏及其他器官,但甲、乙、丙、丁、戊、庚型肝炎病毒主要感染肝脏。

甲型肝炎病毒是病毒性肝炎最常见的病因,与戊肝类似,主要通过受污染的食物或水经粪-口途径传播。感染是急性的(约 6 周)且不会转变为慢性,尽管它可十分严重或致命。因感染可致一定免疫原性,因此疫苗可用于预防感染。

乙型肝炎病毒及丙型肝炎病毒是通过血液、性接触或母婴传播,但经性传播途径所致丙型病毒性肝炎并不常见。它们可导致急、**慢性肝炎**并进一步发展至肝硬化。乙型肝炎病毒感染急性期,患者可能出现肝衰竭。但大多数可产生免疫及恢复,约 10% 可持续慢性感染。急性丙型肝炎病毒感染在多数情况下到发展为慢性感染。

丁型肝炎病毒多见于乙型肝炎病毒患者,该类患者多有免疫功能低下。戊型肝炎病毒感染可能无害。乙型肝炎疫苗是非常有效的,目前也正大力研发丙型肝炎疫苗。

药物与毒素

肝脏代谢药物及毒素,因此对它们特别敏感。最常见的肝损伤毒素是酒精,它可一定程度干扰能量代谢而引起肝细胞代谢损伤,导致**脂肪肝**,同样可诱发炎症导致**酒精性肝炎**。持续过量饮酒会导致肝硬化。

一些药物及毒素(如异烟肼,用于治疗结核)引起的肝损伤,类似病毒性**肝炎感染**所致肝损伤。另外,其他药物(如氯丙嗪,用于治疗精神病)主要损伤**胆管**,而对肝细胞损伤较小。

广泛使用的镇痛药—**对乙酰氨基酚(扑热息痛)**的过量使用可导致大量肝细胞坏死。微粒体氧化酶代谢对乙酰氨基酚可产生一种有毒的活性代谢产物:N-乙酰基-P-苯醌亚胺(**NAPQI**),使肝细胞生产蛋白功能明显受损。**NAPQI** 常通过谷胱甘肽来灭活,对乙酰氨基酚过量时肝储备将耗竭。**N-乙酰半胱氨酸**补充肝脏谷胱甘肽,因此抵消对乙酰氨基酚毒性(见第 27 章)。

其他方面病因

自身免疫性肝炎发生于易感人群,特别是年轻女性。典型表现是血液循环中出现高水平的特异性针对肝脏自身的**抗体**。

胆道、肝脏细菌感染所引起的**胆管炎**可与嵌顿性结石引起的胆道梗阻同时发生。

布-加综合征由肝血管堵塞所引起。它常与遗传性或获得性血栓形成倾向或肿瘤相关。

肿瘤浸润肝脏可导致急性肝功能不全或肝衰竭。

发病机制

肝细胞损伤导致**脂肪空泡变性**、**细胞坏死**及**凋亡**。细胞内蛋白沉积形成的 **Mallory** 小体是典型的酒精性肝损伤的特征。在病毒性肝炎发病机制中,有病毒感染对肝细胞的直接损伤以及肝炎病毒感染引起的**免疫介导反应**所致的肝损伤。

炎症细胞浸润实质及门脉。通常酒精性肝炎中主要为**中性粒细胞**,而病毒性肝炎及自身免疫性肝炎中则以淋巴细胞占优势。大量嗜酸性粒细胞浸润是药物学肝炎特征。胆管损伤导致**胆管增生**。

临床特征

病毒性肝炎可有类似禽流感发作的**前驱症状**,发热、乏力、关节痛及肌痛。进而出现**恶心**、**厌食**、**黄疸**、**瘙痒**及肝包膜牵拉所致的**腹痛**。

患者可能出现**肝衰竭**表现,包括:深度**黄疸**、**肝性脑病**、**腹水**、因血液循环中凝血因子减少导致的**淤青**及肝脏糖异生减少引起的**低血糖**。肝衰竭是一种**急症**。

诊断

肝细胞损伤引起血清**转氨酶**升高(丙氨酸氨基转移酶,ALT;天冬氨酸转移酶,AST);胆管上皮细胞损伤,碱性磷酸酶(ALP)及 γ-谷氨酸转移酶(γ-GGT)升高(见第 45 章)。

肝功能恶化时血清**胆红素**升高、血清**白蛋白降低**及因分泌及结合能力下降引起的**凝血酶原时间**延长(见第 45 章)。

急性肝损伤的病因必须明确。需测定病毒**抗体**及循环中病毒 **DNA**(乙型肝炎)或 **RNA**(丙型肝炎)。可测定对乙酰氨基酚循环水平及对自身免疫性肝炎患者可检测循环中自身**抗体**。

超声扫描又助于明确肝脏是否与慢性纤维化形成(肝硬化)、**血流**正常或堵塞及是否存在胆石或**胆道梗阻**(见第 48 章)。

治疗

支持治疗包括营养、静脉输液及改善恶心、瘙痒等症状。肝功能可迅速恶化,需密切**检测**。

甲型肝炎及戊型肝炎无特异**抗病毒治疗**。**乙型肝炎及丙型肝炎**可使用干扰素 α、利巴韦林。一些有效抗病 HIV **病毒逆转录**的药物也成功用于乙型肝炎感染的治疗。蛋白酶抑制剂对 **1 型丙型肝炎**有效。乙型肝炎存在有效的疫苗。

自身免疫性肝炎可能需用糖皮质激素治疗。急性酒精相关性肝损伤可通过戒酒得到改善及酒精性肝炎需使用类固醇激素治疗。

对乙酰氨基酚中毒早期,未引起大量肝细胞损伤前需给予特异解毒剂 N-乙酰半胱氨酸。当支持治疗无效,急诊肝移植可供选择。肝功能难以人工替代,目前尚无可靠的**肝脏支持**设备。

44 肝硬化及慢性肝脏疾病

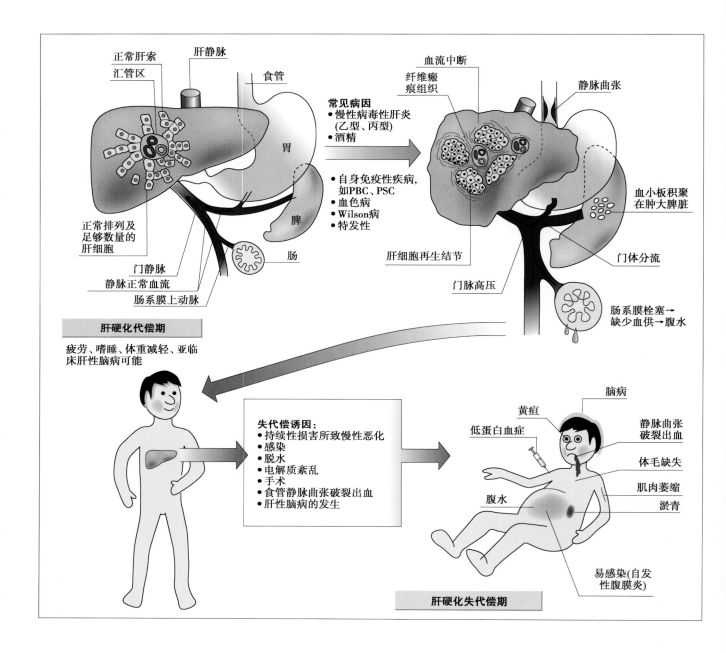

常见病因
- 慢性病毒性肝炎(乙型、丙型)
- 酒精

- 自身免疫性疾病,如PBC、PSC
- 血色病
- Wilson病
- 特发性

正常肝索
汇管区
肝静脉
食管
胃
脾
肠
正常排列及足够数量的肝细胞
门静脉
静脉正常血流
肠系膜上动脉

血流中断
纤维瘢痕组织
静脉曲张
血小板积聚在肿大脾脏
门体分流
肝细胞再生结节
门脉高压
肠系膜栓塞→缺少血供→腹水

肝硬化代偿期

疲劳、嗜睡、体重减轻、亚临床肝性脑病可能

失代偿诱因:
- 持续性损害所致慢性恶化
- 感染
- 脱水
- 电解质紊乱
- 手术
- 食管静脉曲张破裂出血
- 肝性脑病的发生

脑病
黄疸
低蛋白血症
静脉曲张破裂出血
体毛缺失
肌肉萎缩
淤青
腹水
易感染(自发性腹膜炎)

肝硬化失代偿期

肝脏持续性损伤最终导致瘢痕及肝硬化。许多形式的肝损伤最终导致肝硬化,在每种情况下,均需明确病因以指导进一步治疗。

病因

在西方国家最常见的病因是过度饮酒、慢性病毒性肝炎及自身免疫性肝病,尤其是原发性胆汁性肝硬化(PBC),它常见于女性患者。还有其他许多病因,包括遗传性血色病及 Wilson 病等遗传病(见上图)。

肝硬化的多种病因可并存且可加速肝损害,如慢性病毒性肝炎或血色病患者同时也有饮酒。

发病机制

慢性肝损伤的主要影响是**肝细胞减少**及**肝窦结构的破坏**,它改变肝脏血流量及增加门静脉血压(**门脉高压症**)。随意再生的肝细胞结节及由星状细胞(ITO)所形成的纤维组织瘢痕破坏肝窦结构(见第 8 和 10 章)。血流改变进一步损害肝功能。

肝功能减退引起**胆红素**及其他毒素积聚,导致**黄疸**及瘙痒(见第 25 章)。

因肝脏是糖、脂类、蛋白质**代谢**主要调节器官,慢性肝脏疾病导致持续的体重下降等多种代谢失调(见第 25 章)。

肝脏是**血浆蛋白**及关键凝血因子的主要来源,故患者有着出血(**凝血**)及**白蛋白**减少的趋势(见第 26 章)。

门脉高压引起的**门体分流**常发生于门静脉与体循环静脉交汇处,使含毒素的血液经肠道进入肝脏。因来自肠道毒性代谢产物尤其是菌胺干扰了大脑功能,故有助于慢性**肝性脑病**形成。分流同样促进静脉曲张的形成,它可引起严重性的破裂及出血(见第 10 章)。

另外,门脉高压及脾静脉淤血引起**脾大**,它可导致脾脏血小板积聚及**血小板减少症**。肠系膜静脉充血合并低蛋白血症可导致液体渗漏至腹腔引起**腹水**。

临床特征

肝脏有强大的**储备能力**,所以可能广泛损害时仍未被临床发现,肝硬化患者可**完全无症状**或主诉多为的乏力及疲倦。

然而随着肝脏持续性损害或有其他病变时,它将无法**代偿**,肝衰竭将变得明显。

慢性肝脏疾病及门静脉高压的影响包括:**体重减轻**、**体毛脱落**、**性欲**减退、睾丸萎缩、**黄疸**、**凝血功能**异常、以踝关节肿胀为表现的**体液**潴留、腹水及慢性**肝性脑病**。肝性脑病导致情绪及睡眠障碍,双手**扑翼样**震颤及完成简单机械运动如在一页纸上连接两点的能力降低(**结构性失用**)为特征。激素和血管改变导致皮肤蜘蛛痣形成,它是由小动脉血管畸形所致。

肝硬化多因严重并发症而病情加重,如**食管静脉曲张破裂出血**、**腹水**、**感染**及发展**原发性肝细胞癌**。腹水患者存在发展为**自发性细菌性腹膜炎**的风险(**SBP**),它是由肠道革兰氏阴性菌异位至富含蛋白质腹水所致。这种并发症有着很高的病死率,尤其易发生于病程较久的慢性肝脏疾病。

诊断

腹部超声扫描可检测肝脏异常质地及门脉高压引起的**脾大**。计算机断层扫描(**CT**)及磁共振成像(**MRI**)扫描更为敏感,同样能辨别门-体静脉分流(见第 48 章)。

血液检查常显示异常如肝酶及胆红素升高、白蛋白降低及凝血实验异常,然而这些即使在肝硬化晚期也可能为正常(见第 45 章)。

肝组织活检显示纤维化及再生结节形成即可确诊,且可通过特殊染色及组织化学明确肝硬化病因。

血液学检查可明确某些肝硬化原因:如线粒体丙酮酸脱氢酶抗体(**抗线粒体抗体**)提示 **PBC**,血色病可使用基因检测及循环乙型肝炎 DNA 或丙型肝炎 RNA 的检测(见第 43 章)。

治疗

因大多数肝硬化是**不可逆**的,治疗目的主要以减轻症状、延缓或减少并发症、预防进一步损伤及避免肝衰竭为主。

瘙痒、体重减轻及脑病等**症状**可**缓解**。瘙痒可通过抗组胺药及口服胆汁酸结合树脂减少胆汁酸肠-肝循环治疗。

高热量、少食多餐可弥补肝脏储备能力的丢失及体重减轻。摄取足够量的蛋白质是防止肌萎缩所必须。慢性肝性脑病主要由门体分流引起,而不是氨基酸代谢所引起高氨血症(见第 27 章)。肝性脑病本身是通过泻药常为乳果糖及不常用的抗生素减轻肠道细菌负荷。

明确肝硬化病因后,**特殊治疗**也可能有用。如**抗病毒**治疗对**乙型**、**丙型**肝炎有效,**类固醇激素**对自身免疫性肝炎有效、血色病时可用**静脉切开放血**减少体内铁储存,为防止进一步肝损伤因避免酒精。

晚期肝硬化患者存在危生命的并发症如静脉曲张出血的风险很高,患者可考虑**肝移植**。不幸的是许多疾病尤其是病毒性肝炎,在移植的肝脏中加速复发。

一眼看穿系列之
胃肠道系统

The Gastrointestinal System at a Glance

第四部分

诊断与治疗

45 病史、体格检查及化验

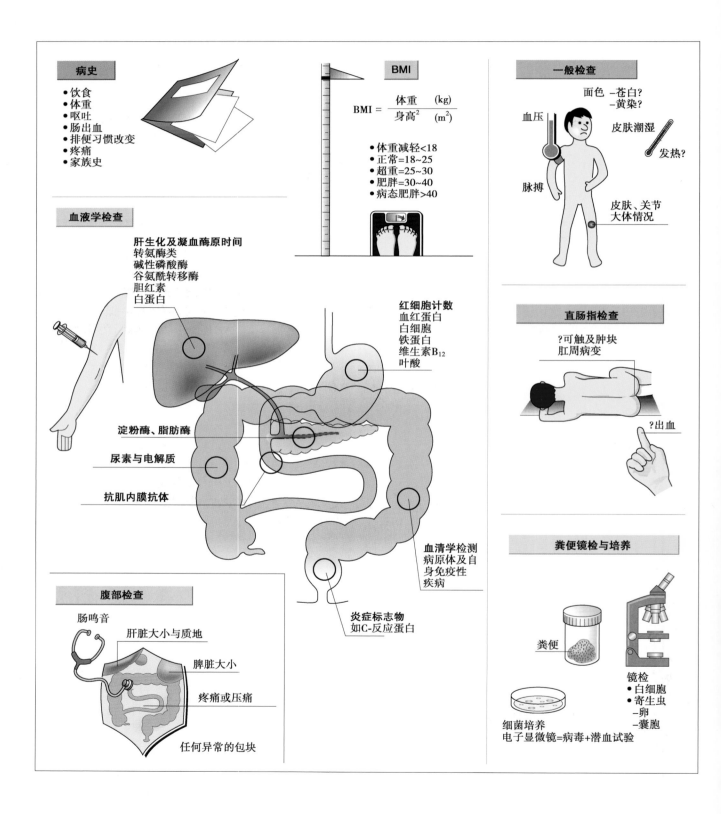

病史

- 饮食
- 体重
- 呕吐
- 肠出血
- 排便习惯改变
- 疼痛
- 家族史

BMI

$$BMI = \frac{体重\ (kg)}{身高^2\ (m^2)}$$

- 体重减轻<18
- 正常=18~25
- 超重=25~30
- 肥胖=30~40
- 病态肥胖>40

一般检查

面色 –苍白?
–黄染?
血压
皮肤潮湿
发热?
脉搏
皮肤、关节
大体情况

血液学检查

肝生化及凝血酶原时间
转氨酶类
碱性磷酸酶
谷氨酰转移酶
胆红素
白蛋白

红细胞计数
血红蛋白
白细胞
铁蛋白
维生素B$_{12}$
叶酸

淀粉酶、脂肪酶

尿素与电解质

抗肌内膜抗体

血清学检测
病原体及自
身免疫性
疾病

炎症标志物
如C-反应蛋白

直肠指检查

?可触及肿块
肛周病变

?出血

粪便镜检与培养

粪便

镜检
- 白细胞
- 寄生虫
 –卵
 –囊胞

细菌培养
电子显微镜=病毒+潜血试验

腹部检查

肠鸣音
肝脏大小与质地
脾脏大小
疼痛或压痛
任何异常的包块

临床上胃肠道症状及疾病时有发生。临床评估是医生了解患者不适及可能的潜在病变过程。这使得内镜检查、成像技术等其他专科检查得到有针对性且有效的使用。

病史

- **生活习惯** 需特别注意饮食及摄入酒精的具体情况,以及必须服用的药物,如非甾体抗炎药物(NSAIDs)等。
- **旅行**和潜在接触感染相关。
- 疼痛或不适需描述其特征与部位,明确其加重或缓解的因素。
- **排便习惯改变**,尤其是在新近发病的恶心、呕吐或厌食(食欲缺乏)较为明显。

询问患者呕吐物及粪便性质,是否带血(呕血或便血)?粪便是否因血细胞破坏而呈黑色及柏油样(黑便),提示上消化道出血?梗阻性黄疸使粪便呈白陶土样而尿色加深。

应注意任何体重变化,尤其是**体重减轻**,它可能提示吸收不良、慢性炎症或肿瘤。

肝、胆囊、胰腺、胃、小肠及结肠疾病引起模糊、难以定位的症状。通过对比,吞咽困难常提示食管疾病。

集中的家族史可能提示疾病有一定的遗传易感性,如乳糜泻、炎症性肠病或结肠癌。

体格检查

全面检查很有必要,包括测量身高、体重及计算体重指数(**BMI**)。检查黏膜、颈静脉压力,皮下组织水肿有助于诊断**脱水**。

检查皮肤、巩膜有无**苍白**、**黄染**及**皮疹**。**淋巴结肿大**可能提示消化系疾病,如左锁骨上的 Virchow 淋巴结提示胃癌可能。

腹部检查时患者需平坦,双手置于身体两侧,颈部及双膝稍固定使前腹壁肌肉放松。患者需指出感觉不适或紧张的部位,但应避免在触诊前进行。

视诊可观察主要的静脉、疝、蠕动波、结节或瘢痕。

触诊需评估肝脏、胆囊、脾脏及包块或肿大淋巴结的部位、大小、质地及柔软度。

叩诊用于确定肝脏、脾脏或包块的大小、位置,同样也可检查腹水,它随患者体位而变化(移动性浊音)。

听诊用于评估肠鸣音。麻痹性肠梗阻时肠鸣音消失,但肠梗阻时肠鸣音则增强。

阴道及直肠指检:检查外生殖器、腹股沟疝及肛周区域。直肠指检时,患者屈膝取左侧卧位。触诊肛周皮肤,戴手套并润滑手指后轻轻插入肛门,了解肛门状态及有无异常肿块。检查指套有无染血。

粪便检查

应注意粪便的量、浓度、颜色,脂肪球提示吸收不良。真正的腹泻意味着大便量增加至 200 ~ 300ml/d。

痢疾或肠道炎性疾病时,**显微镜**可检查寄生虫卵或包囊、白细胞或脓细胞。**电子显微镜**检查有助于检测出病毒感染。粪便**培养**可鉴别细菌病原体。毒素可通过特殊实验检测。

化学试验可用于检测肉眼不可见的少量出血(**粪便潜血**)。这可能预示肠出血,即使血红素酶可引起假阳性。钙卫蛋白是发现于中性粒细胞及巨噬细胞的一种蛋白质,大量出现在粪便时提示肠道炎症。

常规血液检查

- **血细胞计数** 贫血预示着严重的胃肠疾病如消化性溃疡、吸收不良及肠癌。吸收不良、炎症性肠病及肝脏疾病时血小板计数、白细胞计数、红细胞指数、铁、铁蛋白、维生素 B_{12} 及叶酸可能异常。
- **凝血实验** 凝血酶原时间延长(**PT**)可提示综合性肝衰竭、由脂溶性维生素吸收不良引起的维生素 K 缺乏。
- **尿素与电解质** 肠出血引起氨基酸吸收增加,从而肝脏产生的尿素量增加。尿素及电解质水平也可反映脱水和肾损伤情况。吸收不良时钙离子水平可能降低。
- **肝功生化** 肝衰竭、炎性急性反应阶段、营养不良时,血清**白蛋白**水平降低。

肝细胞损伤时丙氨酸**转氨酶**(**ALT**)及天冬氨酸转氨酶(**AST**)水平增高,胆道梗阻性疾病时**碱性磷酸酶**(**ALP**)和 **γ-谷氨酰转移酶**(**γ-GT**)水平增高。过量饮酒时 γ-GT 水平也可增高。

肝脏及胆道疾病时**胆红素**水平增高。当胆红素水平较正常值升高 2 ~ 3 倍时,临床上易出现黄疸。

- **炎症指标** C-反应蛋白(**CRP**)水平增加及血细胞沉降率(**ESR**)升高提示炎症性肠病、急性胰腺炎或感染。
- **淀粉酶与脂肪酶** 急性胰腺炎可引起淀粉酶或脂肪酶水平急剧增加,轻度升高可见于消化性溃疡等情况。
- **血清学检测** 高度敏感性及特异性的血清学检测可用于诊断乳糜泻(抗组织谷氨酰转氨酶抗体)和原发性胆汁性胆管炎(抗线粒体抗体)。自身循环抗体也可发现于萎缩性胃炎及自身免疫性肝炎。血清学检测也可用于病毒性肝炎和消化道感染如阿米巴病。

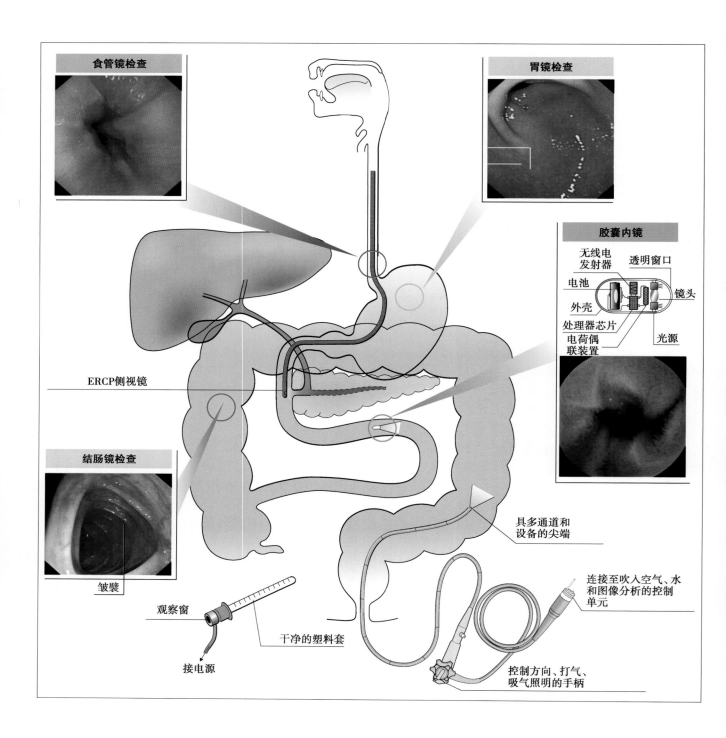

食管镜检查

胃镜检查

胶囊内镜

无线电发射器　透明窗口

电池

外壳

镜头

处理器芯片

电荷偶联装置

光源

ERCP侧视镜

结肠镜检查

皱襞

观察窗

干净的塑料套

接电源

具多通道和设备的尖端

连接至吹入空气、水和图像分析的控制单元

控制方向、打气、吸气照明的手柄

中空胃肠器官的直接可视化是现代医学模式最有力的一种诊断及治疗模式。最早的内镜是硬性仪器,仅可沿直线检查。**纤维仪器**围绕曲线传输光源,扩大了内镜范围。现代视频内镜使用**电荷偶联装置(CCD)**或电子摄像头捕捉和传送电子图像,所以对它们的运动无光学限制。大多数仪器有打气、抽吸通道及手术装置如活检钳。

硬性设备

这些硬性仪器是一种带有光源的不锈钢或塑料管,可观察与治疗的单向通道。

硬式乙状结肠镜可插入 20cm 至直肠及近端乙状结肠,常用于诊断直肠炎、直肠肿瘤。短而宽的**直肠镜**可检查肛管、直肠。痔疮可采取硬化剂注射或通过至直肠镜行胶圈套扎。

硬性食管胃镜目前主要用于治疗食团等异物所引起的食管梗阻,因宽镜身可使梗阻物快速去除或移位。

上消化道纤维内镜

食管、胃及十二指肠常规可视,偶可见远端十二指肠和空肠。

诊断适应证

检查胃灼热、消化不良与隐形失血是最常见的适应证。**活检**可用于诊断幽门螺旋杆菌感染、炎症或肿瘤。**橡胶刷**可收集病灶表面细胞或病原体进而诊断癌症或感染。可**抽吸**空肠液行病原学检查如蓝氏贾第鞭毛虫。

并发症

上消化道内镜检查相对较为安全,可用于轻微**镇静**或无镇静的患者。扩张等治疗可能引起食道破裂。

结肠镜检查和乙状结肠纤维镜检查

电子结肠镜可检查整个**大肠**和**末端回肠**。患者需事先用**泻药**清除肠道固体残渣以充分准备肠道。检查过程中,轻微**镇静、镇痛**常是必要的。乙状结肠纤维镜是一种仅插入左半结肠的仪器。

诊断适应证

最常见的适应证包括:**排便习惯改变、直肠出血、**怀疑**结直肠癌**以及炎症性肠病。提倡对结肠癌高风险患者行结肠镜检查,如与家族史高度相关联的疾病。全国性的肠癌筛查方案各有不同,但通常对粪便潜血实验阳性的无症状目标年龄组者行结肠镜检查(如在英国目前为 65~75 岁)。

正常结肠黏膜光滑、血管规律走行。当结肠袋或**憩室**有发炎、溃烂或出血区、**息肉**及恶性**肿瘤**可很容易检查到。可安全地进行组织**活检**,息肉及小肿瘤可套扎及电灼术。

回肠镜检查:操纵结肠镜的尖端,可通过回盲瓣进入回肠末端。

并发症

结肠镜检查有较小肠**穿孔**及多发息肉切除后的肠**出血**风险。镇静及镇痛也可能导致**呼吸抑制**。

小肠镜检查

坚硬的外壳使细长的小肠镜轴端伸直,从而可进入空、回肠。

新型**气囊肠镜**是在推进式小肠镜基础上顶端加用一个或两个气囊及一个塑料外套管。气囊肠镜可沿小肠折叠,扩大视野,从而不论从口腔顺行或肛门逆行,均能使内镜更加深入到小肠。偶尔,该检查方法也可检查整个小肠。

胶囊内镜

吞服微型胶囊电子照相机,从而通过**无线电传输**远程收集可视化数据。可收集传统内镜器械检查所不能达到部位的图片,虽暂不支持活检但**远程可控胶囊**仍在继续研发阶段。

超声内镜

尖端带有侧视镜的超声探头可评估内部结构。该项技术最大的用途是用于上消化道检查,评估纵隔结构如纵隔淋巴结,以及对肺癌或食管癌进行分期,必要时可经食管活检。可评估邻近胃、十二指肠的结构,或肠壁内、外部肿块,如活检胰腺肿物如癌。

先进的内镜成像

先进的仪器和新兴技术使得内镜更加安全、更灵活并扩大了治疗干预范围。在过去 10 年里内镜成像有了巨大进步,产生具有缩放能力的高清、高分辨率图像并改善了染色和过滤方式。**共聚焦显微内镜**可显示体内胃肠道黏膜单个细胞,目前正在研发具有广泛潜力的分子标记技术作为辅助诊断手段。

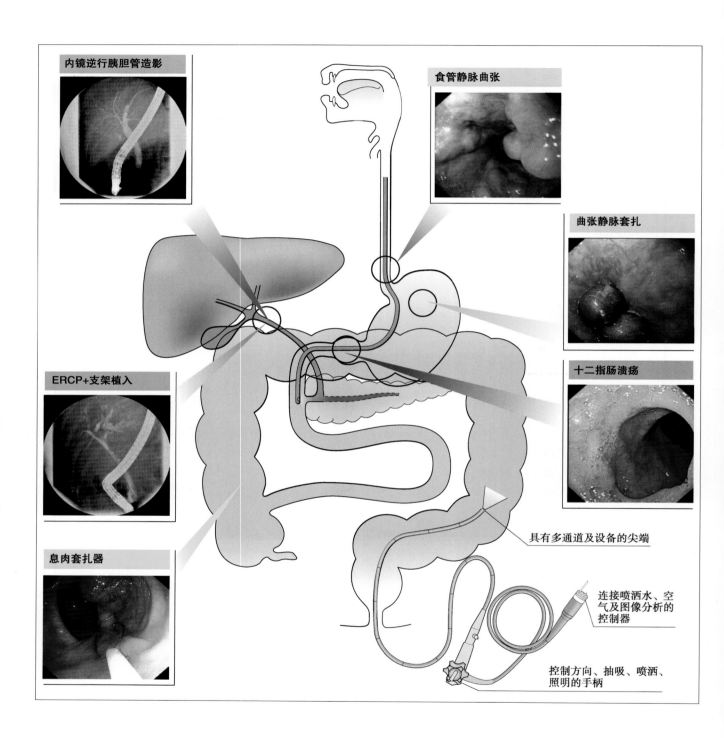

47 内镜治疗

内镜逆行胰胆管造影

食管静脉曲张

曲张静脉套扎

ERCP+支架植入

十二指肠溃疡

息肉套扎器

具有多通道及设备的尖端

连接喷洒水、空气及图像分析的控制器

控制方向、抽吸、喷洒、照明的手柄

在过去十年里,内镜治疗领域飞速发展。内镜治疗过程相关的并发症如出血、空腔脏器穿孔远超过诊断指征。然而,内镜治疗的进展使得既往只能通过创伤性外科手术才能进行的治疗也可以由内镜来完成。

出血

最常见的是**消化性溃疡出血**的内镜治疗,可通过注射**肾上腺素**收缩血管、**电凝或热凝**、**金属夹**之类的机械装置。**食管静脉曲张破裂**可通过**胶圈**套扎止血并引起纤维化和闭塞。其他出血性病变可用氩离子凝固术、激光或电灼术。

结肠出血性病变如动静脉畸形(**AVMs**)、息肉摘除术后出血、溃疡和少见的憩室出血可用**金属夹**与氩离子刀止血,必要时可合理使用**电凝术**。通过内镜对出血病灶的局部凝固治疗,目前正在研发中。

息肉切除

上、下消化道及小肠小或多数中等大小的**息肉**可常规经双气囊小肠镜切除。**内镜黏膜切除术**是更先进及更具挑战性技术,它可切除较大息肉及早期局限于肠黏膜浅层(黏膜及黏膜下层)的可疑癌变。既往需要手术切除的大型息肉,现可通过结合改进的仪器完成。

肠道梗阻的治疗

球囊**扩张**或锥形塑料扩张管可用于治疗良性狭窄。内镜下球囊扩张或食管下段注射**肉毒杆菌毒素**可缓解贲门失弛症所引起的梗阻。

胃-食管肿瘤引起的**梗阻**可通过**扩张金属支架**或塑料支架解除狭窄。可通过激光和氩离子凝固行肿瘤切除或消融,从而暂时改善肠腔通畅情况。条件允许时,这也是治疗肿瘤引起的狭窄更常见的方法,一般情况下它的效果更持久。

内镜逆行胰胆管造影与胆道内镜

十二指肠镜的侧视镜可实现 **Vater 壶腹**的可视化及插管。**造影剂**注入胰腺及胆管后,可通过 **X 线呈像**。可将超声探头插入导管内获取近距离**超声**图像。套管和仪器可达到**刷检**或**活检**、移除**结石**、扩张狭窄目的。**Oddi 括约肌切开术**,也可使移除结石。具有活检功能的纤细内镜,可通过插入十二指肠镜通道获取胆管直视图。

逆行性胰胆管造影(**ERCP**)常用于诊断及治疗黄疸。于 20 世纪 70 年代,ERCP 作为一种诊断技术首次引入,但随着**括约肌切开术**的发展及清除胆管结石、放置支架引流等作用使之发展为一种治疗手段。随着现代磁共振成像(MRI)的发展,磁共振胰胆管造影(MRCP)可提供胆道高分辨率图像。现在 **ERCP** 较少作为一种单纯的诊断方法。

壶腹部及胰管开口处的操作或胰管射造影剂可诱发胰腺炎,支架植入可减少的风险。

超声内镜辅助治疗

超声内镜可引导穿刺胃内部,以便放置支架引流胰腺炎后胰腺假性囊肿或到达肿瘤上方胆管。通过细针穿刺,可行超声波引导的药物注射,如腹腔神经丛局部麻醉及慢性胰腺疼痛的酒精治疗。也可提供局部肿瘤治疗,如直接肿瘤化疗注射。

减肥内镜治疗

在发达国家,对于肥胖症患者快速进展的病态健康负担,鼓励其采用微创手术解决该问题。胃腔中置入充气气囊以增加饱腹感及在近端小肠放置套管,该套管覆盖局部区域营养吸收,从而达到减肥目的,这是目前内镜治疗的一个研究方向。

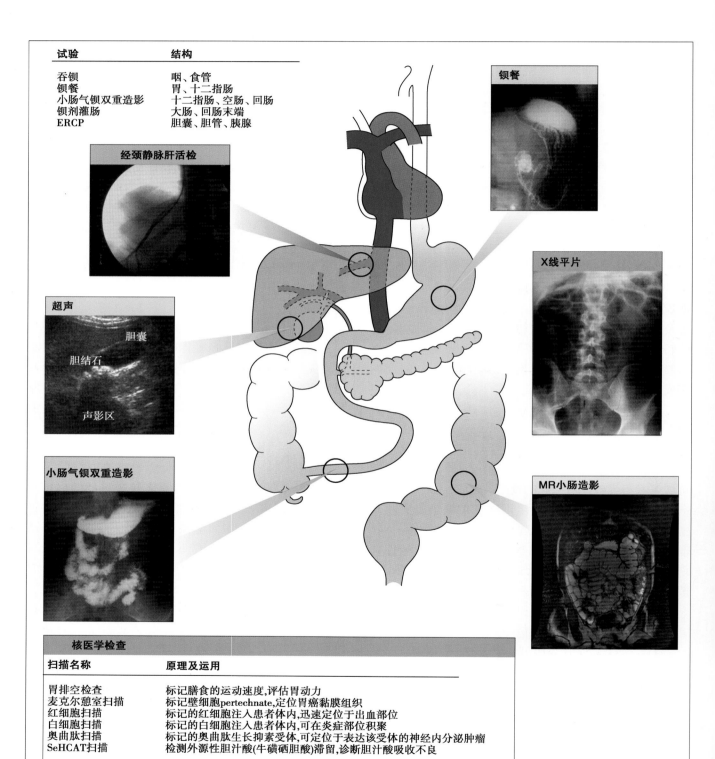

试验	结构
吞钡	咽、食管
钡餐	胃、十二指肠
小肠气钡双重造影	十二指肠、空肠、回肠
钡剂灌肠	大肠、回肠末端
ERCP	胆囊、胆管、胰腺

钡餐

经颈静脉肝活检

X线平片

超声

胆囊

胆结石

声影区

小肠气钡双重造影

MR小肠造影

核医学检查	
扫描名称	原理及运用
胃排空检查	标记膳食的运动速度,评估胃动力
麦克尔憩室扫描	标记壁细胞pertechnate,定位胃癌黏膜组织
红细胞扫描	标记的红细胞注入患者体内,迅速定位于出血部位
白细胞扫描	标记的白细胞注入患者体内,可在炎症部位积聚
奥曲肽扫描	标记的奥曲肽生长抑素受体,可定位于表达该受体的神经内分泌肿瘤
SeHCAT扫描	检测外源性胆汁酸(牛磺硒胆酸)滞留,诊断胆汁酸吸收不良

X 线、超声（USS）、磁共振（MRI）及同位素显像是消化系统结构及功能检查很重要的技术。这些检查同样也可用于治疗。

X 线平片

腹腔内部结构在 X 线透光度或对比度上基本无本质区别，这使得腹部 X 线阅片极具挑战性。尽管如此，它可快速诊断多种常见疾病且价格便宜。如**小肠梗阻**时，过量积气、积液引起多个液平；严重**结肠炎**时，可见明显扩张的结肠（**中毒性巨结肠**）；**肠穿孔**可见腹腔游离气体；**慢性胰腺炎**时可见钙化。口服不透光 X 线标记物间断摄片可测定**结肠转运时间（廓形试验）**。

X 线平片与腹腔造影

X 线造影剂可口服、经直肠或内镜给药以显影肠腔、**溃疡**、**狭窄**、**憩室**、**瘘管**及**肿瘤**。**实时荧光显像**可检查吞咽、食管、胃排空蠕动功能、功能异常以及排便异常。最常用的造影剂为**钡剂**和**泛影葡胺**，后者的水溶性更强。

计算机断层扫描

计算机断层扫描图像有效显影了**肝脏、胆囊和胰腺**。计算机运用能力的增强、空气或二氧化碳对比所形成的结肠高分辨率三维重建（如 **CT 或虚拟结肠镜**）、小肠内注入大量造影剂（**CT 小肠造影或小肠造影**）等新技术改进了中空器官呈像。

CT 扫描也可通过口服或直肠注入造影剂显示肠腔，或通过静脉注射造影剂，更好的显影肝脏、胰腺及肠壁**血管结构**。

磁共振成像

MRI 扫描分辨率一般大于 CT 扫描，**钆**是一个磁场对比剂，静脉注射钆可进一步增强显影血管结构。先进的计算机程序可分析血液或胆汁流在呈像中的作用，磁共振血管造影（**MRA**）与磁共振胰胆管造影（**MRCP**）可重建血管与胆道解剖，很大程度上取代了诊断性血管造影和内镜逆行性胰胆管造影术（**ERCP**）。类似 **CT**，磁共振小肠成像（**MRE**）可提供具体的三维小肠图像且无辐射。

超声扫描

超声检查对检查肝脏及胆囊十分有用，它可检测到 90% 的**胆结石**（相比之下，X 线仅检测到 10%），同样也可评估肝脏的质地、**胆囊**壁厚度及**胆管**口径。超声扫描同样可显影胰腺，虽然肠气会干扰结果。超声同样也可检测**腹水**。它对充气器官如肠道，帮助不大。

多普勒超声可确定门静脉和肝静脉血流速度和方向，对诊断**门脉高压**及 **Budd-Chiari** 综合征很有帮助。

肛门内超声可提供括约肌与周围组织高分辨率图像，有助于评估肛管直肠炎症及肿物浸润深度。食管、胃、十二指肠**超声探针**可同样呈现这些结构层次的清晰图像（见第 46 章）。

放射性同位素扫描

γ 射线发射的**同位素**可附着于各种分子，它们可定位于身体不同的器官并可通过 γ 射线探测仪检测。如同位素可附着于高特异性作用于靶蛋白的**单克隆抗体**，可定位少见的治疗及细胞。同样也可用于靶向高剂量局部**放疗**。这项技术有很多作用，尽管它提供相对较低的解剖分辨率。各种同位素扫描列在了图片中的表格。

正电子发射断层扫描（PET）可检测标记物的异常积聚，如检测代谢活跃细胞中的葡萄糖代谢以敏感地定位肿瘤和炎症。**PET-CT** 可提供**复合功能及解剖图像**，改进了多种肿瘤的分期，尤其是对葡萄糖依赖的胃肠道肿瘤如食管、胃、结肠肿瘤。

介入影像学

超声、CT 或 MRI 相关**影像引导**可更安全及准确进行侵袭性操作如肝活检。

X 线透视可引导扩张狭窄及植入**支架**如食管狭窄，且可对肠道出血行血管**栓塞术**。它迅速成为了上消化道出血内镜治疗失败后的重要**二线治疗措施**，并可能成为结肠急性出血的**一线治疗**方法，如根据 CT 血管造影。同样，肝脏肿瘤可通过 X 线引导动脉栓塞治疗，而门静脉仍可继续向周围肝组织供血。

透视下活检钳可**经颈静脉**进入肝静脉进行肝活检，避免了经皮肝穿刺的出血风险。同样，透视下可完成肝静脉与门静脉之间的分流，以减轻门静脉压力及静脉曲张相关出血。这被称为经颈静脉肝内门体分流术（**TIPSS**）。

通过**注入空气**和钡剂至结肠可减轻和治疗乙状结肠**扭转**。同样，钡灌肠使肠腔压力增加，从而减少**肠套叠**，它由近端部分肠管通过蠕动进入远端肠管引起。

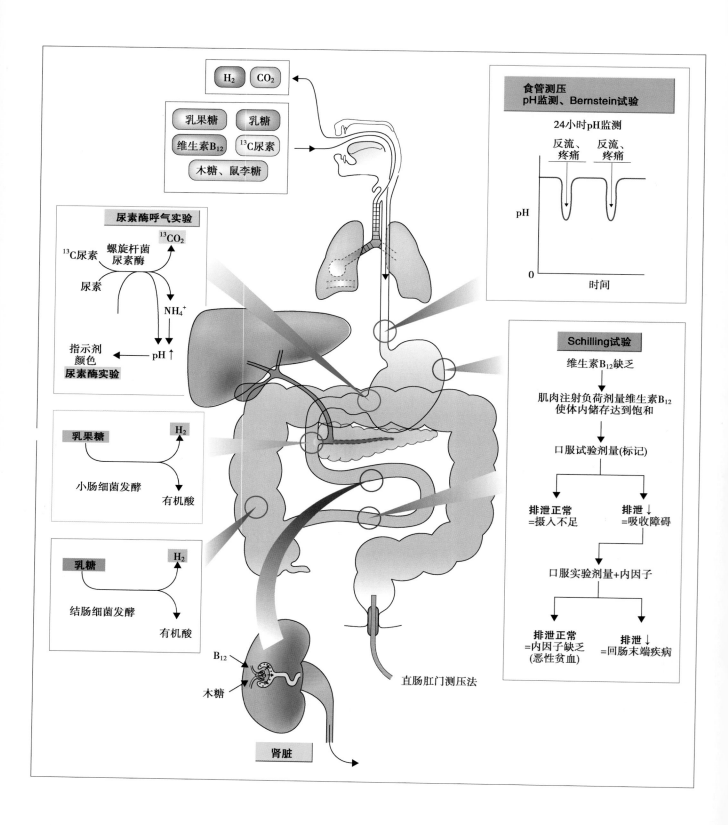

功能试验可测量胃肠道病理生理功能且可作为内镜、影像和血液学检查的补充手段。有许多特殊的试验方法,其中一些已不常用,但它们说明了下文中讨论的一些重要的基本原则。

呼气试验

这些试验的原理是肠道产生的 CO_2 与 H_2 可迅速吸收至血液循环并通过肺部排出。

^{13}C-尿素呼气试验

本实验是检测胃内幽门螺旋杆菌所产生的螺旋杆菌酶。服用 ^{13}C 标记的尿素,经过较短的时间间隔后,呼气样本用于检测 ^{13}C 标记的 CO_2,它主要由螺旋杆菌尿素酶分解 ^{13}C 尿素所产生。^{13}C 是一个非放射性同位素并可通过质谱测定,与此类似,^{14}C 标记的尿素可通过显影检测到 β 粒子。

乳糖呼气试验

服用含有乳糖的试验餐几小时后,检测呼出的 H_2 量。乳糖通常在肠道内由乳糖分解酶消化及吸收,导致没有多过的 H_2 产生。然而当先天或后天**乳糖酶缺乏**时,如胃肠炎后,乳糖未经消化进入大肠,在大肠内通过细菌代谢释放 H_2。过量的 H_2 被吸收至血液并通过肺部排出体外。

乳果糖呼气试验

乳果糖是一种双糖,不经小肠吸收或代谢而直接进入大肠,在此通过细菌消化释放 H_2。乳果糖通过小肠时延迟吸收可产生 H_2。但当小肠**细菌过度生长**,乳果糖代谢发生于小肠并在加速,从而导致 H_2 过量及过早产生。

吸收与排泄试验

这些试验的原理是肠道吸收的示踪化合物可迅速在血液或排除的尿液中检测到。所选的示踪物可很容易被检测到,无论是通过放射性或是简单的化学试验。

Schilling 试验

本实验研究维生素 B_{12}(甲钴胺)吸收的各个步骤。由于钴放射性同位素及标记 B_{12} 试验物质的生产不足,该试验现在已很少用。

首先肌肉注射大剂量维生素 B_{12},使机体储存达到饱和,以使多余的维生素 B_{12} 可随血液排出而不再吸收。

其次,口服放射性标记的维生素 B_{12},并测定尿液中的排泄量。如果肠道吸收正常,大多数标记的维生素可在尿液中被检测到,这也表明了先前的缺乏是因为摄入不足所致。

然而,如果排泄检测不到,则表明肠道吸收不充分,需进一步口服放射标记的维生素 B_{12} 并同时服用内因子(**IF**)。如果外源性内因子使得吸收和排泄恢复正常,则该患者有恶性贫血或萎缩性胃炎引起的内因子缺乏。

但若外源性内因子未能恢复正常的吸收和排泄,则维生素 B_{12} 缺乏的可能是回肠末端疾病或损害所致。

木糖排泄

木糖是在小肠吸收的一种非代谢糖。一旦吸收至血液中,就会以原形排出体外。因此尿排泄可进行肠道吸收和渗透压测量。木糖排泄测试主要作为一种研究工具。

刺激试验

在这些试验中需使用激素或其他的生理性刺激物质并记录其对应反应。在大多数情况下,这涉及测量血液中另一种激素或化学物质。

促胰液素试验

这个试验是用于评估功能性胰腺组织的程度。**十二指肠**插管并静脉滴注促胰液素。测量胰液分泌量和 **HCO_3^- 浓度**及分泌量。这些都与功能性胰腺组织数量直接相关,低水平意味着**胰腺功能不全**,如慢性胰腺炎。

注入**胆囊收缩素**可增强试验并测定**胰酶**分泌。

测压法

肠道部分压力感受器可用于研究括约肌功能。最常见的测量是**食管下段**、**肛门括约肌**、**Oddi 括约肌**。

食管测压可用于诊断肝脏动力障碍性疾病包括:弥漫性食管痉挛、贲门失弛缓症,而肛门测压有助于诊断大便失禁的病因。

pH 测定

pH 电极经过鼻或口腔插入到食管和胃,可评估胃-食管酸反流的频率及严重程度。食管远端的低 pH 与症状相关,可证明反流症状确由酸反流所引起。这个试验可用于评估药物或手术治疗效果。

Bernstein 试验中,在食管下段注入稀盐酸,以明确患者是否再次出现胃灼热感。这个试验不常用。

可行 24 小时动态食管 pH 监测,期间记录膳食、体位及睡眠对其的影响。

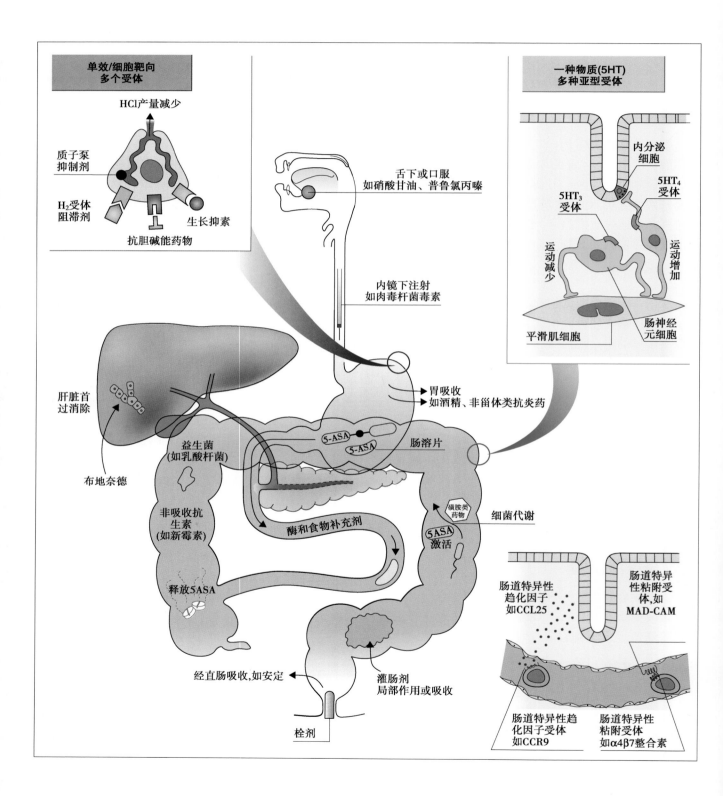

胃肠道疾病的药物治疗是一个成熟且先进的领域,新的治疗方法不断涌现。抑酸药是近期最畅销的药物,这也可以从侧面反映出**消化不良**与**消化性溃疡**的高发病率。同样因其高特异性,使得药物相关的**不良反应**发生率低。

具体注意事项

靶向特异性

许多药物选择性结合**细胞受体**或**蛋白**。通过仿效化学物质的结构,可有**复制**(激动剂)或**阻断**(拮抗剂)效果。例如 **2 型组胺受体拮抗剂**(H_2),可**阻断壁细胞**分泌胃酸。随着科学的发展,药物获得了更高的特异性:例如,目前有药物选择性靶向作用于 **5-羟色胺**(5-HT)受体亚型。

免疫特异性

许多肠道疾病,如克罗恩病与溃疡性结肠炎均有免疫学基础,并通过免疫抑制剂治疗。这主要涉及糖皮质激素、硫唑嘌呤及抗细胞因子抗体如针对肿瘤坏死因子(TNF-α)的英夫利昔单抗。

该类治疗的一个主要缺点是,导致全身性免疫抑制及感染风险增加。然而,由于某些淋巴细胞亚型、黏附分子、趋化因子及趋化因子受体具有组织特异性,现在也可以针对某一个免疫系统器官进行治疗。目前正在试验阶段的有阻断趋化因子受体 CCR-9 的药物,它在活动性克罗恩病中具有肠道特异性。该方法可以有效治疗克罗恩病且感染风险更小。

选择性释放与局部治疗

另一种实现**选择性效应**的方法是运用在**目标组织起效**的药物。在胃肠系统,可通过口服**非吸收药物**,然后可在**局部起效**。用于治疗炎症性肠病(IBD)的美沙拉嗪或 **5-氨基水杨酸**(5ASA)以这种方式运输,无论是回肠末端起效的**缓释剂**还是作为一种**前体药物**被结肠中的**细菌酶激活**。

一些药物在**直肠黏膜**显著吸收,如用于治疗癫痫发作的地西泮及可局部作用于直肠的 5ASA。

其他药物在**口腔颊黏膜**显著吸收,其优势是通过这种方式,不需要口服。如治疗呕吐(止吐药氯丙嗪的口腔制剂)。

肝脏首过消除作用

肠道给药可迅速且完全的经肝脏代谢,称之为高肝脏**首过消除**。这使得到达肠道的剂量较高,而全身副作用较少。例如用于治疗**炎症性肠病**(IBD)的合成糖皮质激素——**布地奈德**。

增强或抑制肠道功能

通过口服补充胰酶与**乳糖酶**可分别纠正胰腺衰竭及肠乳糖缺乏。酶补充剂可局部作用于小肠,如**奥利斯特**通过抑制肠道胰脂肪酶,减少脂肪吸收。

口服耐药、免疫治疗与疫苗接种

口服抗原可激活强烈的体液免疫应答,但 **IgA** 与 **IgM** 抗体抑制**系统**免疫应答。因此,可口服具有活性的脊髓灰质炎疫苗及沙门氏菌疫苗、霍乱弧菌疫苗。尽管到目前为止临床试验结果不甚理想,口服**自身抗体**可诱导选择性**免疫耐受**,可用于治疗**自身免疫性**疾病如多发性硬化。

抗生素与益生菌

一些肠道症状可能是由**肠道细菌**异常增生或正常**寄生菌**数量减少所致。目前正在研究**活性共生菌**经口服或直肠给药,尤其在 **IBD** 的治疗。这与服用**抗生素选择性清洁**肠道是相对的,例如在腹部手术之前。某些抗生素经口服不会引起全身性吸收,他们可用于治疗肠道感染而无全身毒性。如最新可用的**利福昔明**、常经静脉给药的**万古霉素**,口服给药时可用于治疗艰难梭菌。

食物疗法

对多种食物元素不耐受,例如乳糜泻、乳糖不耐受及对牛奶蛋白、花生和其他**食物过敏**。

一种完全温和、**无抗原饮食**包括**碳水化合物、脂肪及蛋白质**(元素饮食)的**单体**或短体低聚物,它可用于有效治疗克罗恩病,尽管其作用机制尚不清楚。

不同于肠外营养,肠内营养即使对严重疾病患者同样至关重要。因为无食物肠道易**萎缩**,增加了**细菌移位**及**全身败血症风险**。

肠外营养

不通过进食而摄取所有必需的营养是很困难的,在发现可安全静脉注射的脂质制剂之前这完全是不能的。现在有可静脉注射提供全肠外营养(TPN),例如大手术后,在肠内营养重新建立之前。

很少情况下,肠衰竭是永久性的,例如血管事件后引起的肠梗阻。在这些情况下,在锁骨下静脉等主要静脉中留置永久性导管,通过该导管,患者可以在家中进行 TPN(家庭肠外营养 HPN)。然而 TPN 的成分仍较危险,经过几年后的 HPN,多数患者有肝损害并最终导致肝硬化及肝衰竭。永久性留置导管同样也有感染的风险,并可导致静脉血栓形成。

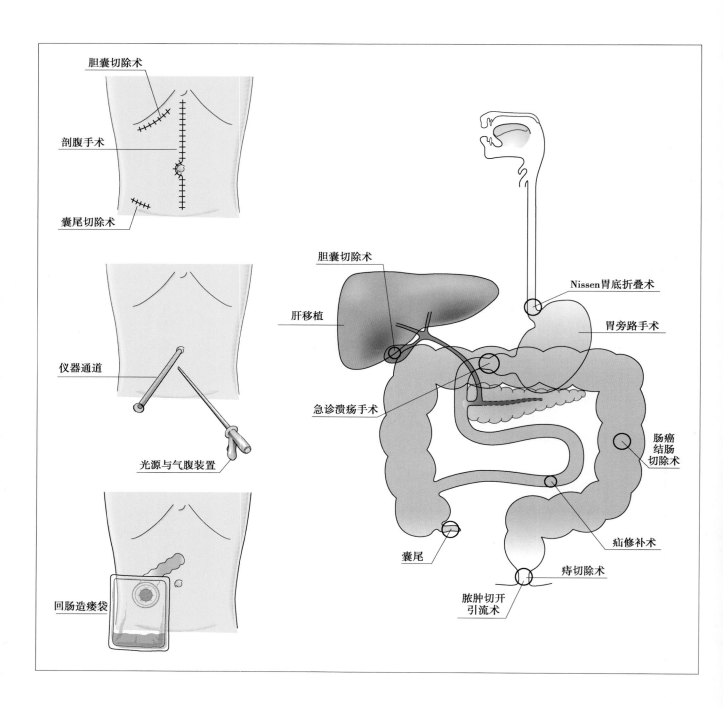

胆囊切除术

剖腹手术

囊尾切除术

仪器通道

光源与气腹装置

回肠造瘘袋

胆囊切除术

肝移植

急诊溃疡手术

囊尾

脓肿切开
引流术

Nissen胃底折叠术

胃旁路手术

肠癌
结肠
切除术

疝修补术

痔切除术

切开腹壁进入腹腔的手术被称为**剖腹探查术**。**腹腔镜微创手术**已使许多大的、危险的腹部手术成为常规日常工作。然而，胃肠外科手术常作为**急诊手术**进行，对患者及外科医生要求仍然较高。

此外，许多胃肠道疾病需通过内、外科医生共同治疗，二者需合作确定患者最佳的联合治疗方案，尤其是在管理炎症性肠病（IBD）和肝胆疾病时。

基本条件

在全身麻醉下进行的任何手术，患者均需提前行禁食准备。肠道手术时，同样需使用泻药清洁并在围术期预防性使用**抗生素**。

肠道操作将引起暂时性肠蠕动暂停进而导致**麻痹性肠梗阻**，因此腹部手术后患者不能立刻进食。

造瘘口

将部分肠管拉至腹部表面，建立人工瘘口。这可为**永久或短暂性**，它使得远端部分小肠有时间愈合，或在进一步手术前，使远端小肠**功能处于休息状态**。

小肠及结肠内容物可通过造瘘口释放至皮肤，造瘘口持续暴露于肠内容物的 pH 值、盐及酶等成分是有害的。因此造瘘口需要特殊的护理，包括如黏合敷料和造瘘袋等装备。

此外，小肠造瘘会丧失大量肠液而不能被结肠重吸收，因此患者有**水、电解质缺乏**的风险，除非它们通过增加摄入量进行补偿。

腹腔镜手术

胆囊切除术等手术目前常通过腹腔镜进行，一个小"**锁孔**"切口取代了以往前腹壁大切口，并由此小切口插入腹腔镜。该术式实现了内部器官的可视化，并通过相同或另一切口进行手术。这项技术需要技巧与实践，对患者的创伤要小得多。

常见操作

- **胆囊切除术**：通常切除引起胆管炎或胰腺炎的症状性结石。
- **疝修补术**：如腹股沟疝，尤其是男性。
- **阑尾切除术**：通常为急性阑尾炎。

消化道出血

50% 消化道出血是由**消化性溃疡**所引起。尽管许多情况下可通过药物、内镜或透视下行动脉栓塞治疗，但出血不止尤其是不能辨别出血来源时，必须行**急诊剖腹探查术**。

门脉高压所致的胃肠道出血需要手术行分流手术（**门腔静脉分流**）以降低门静脉压力及防止曲张静脉破裂出血。

炎症性肠病

炎症性肠病，尤其是 Crohn 病可导致肠**狭窄**与**瘘**，并需要手术矫正。然而，由于 Crohn 病术后易复发，故很少手术。

药物治疗难以控制的结肠炎，可能需要急诊**结肠切除术**作为挽救生命的措施。此外，结肠切除术是治疗溃疡性结肠炎一种**方法**，有时也因**结肠癌**风险高而行结肠切除术。

癌症

肠道、胰腺、肝脏或胆囊癌症可通过手术治疗，尤其是在疾病早期可治愈的阶段。然而，大多数手术属于姑息治疗，旨在减小化疗或放疗肿瘤的体积，或减轻肠梗阻或出血。

肥胖

肥胖的手术治疗（**减重手术**）是一个快速发展的领域，在该领域手术多种多样。最早的手术是将空肠和不同长度的回肠进行**旁路**，以达到减轻体重效果。但这样同时也伴有严重肝损害引起脂肪肝，因此该手术现在不再进行。

胃旁路手术（**roux-en-Y 胃旁路手术**）是最常见的减肥手术。然而，通过部分胃缝合或用橡胶带封闭（**腹腔镜可调节胃束带**）等较小的手术，可通过调整封闭橡胶带大小达到不同疗效，进而达到不同的减肥效果（见第 38 章）。

移植

移植手术可以用来移植**肝脏、胰腺、胰岛组织**或**小肠**。原位肝移植通过将原来的肝脏移除并用供体器官替代，是最为成功的一种移植方式。85% 的肝移植患者术后至少存活 5 年。胰腺和小肠的移植虽然不是很成功，但当小肠和肝脏同时进行移植时，结局便有所改善。可能是因为肝移植可在宿主体内诱导**供体特异性免疫耐受**，从而降低排斥风险。